Angelika Rubner, Eike Rubner
Unterwegs zur funktionierenden Gruppe

Therapie & Beratung

Angelika Rubner, Eike Rubner

Unterwegs zur funktionierenden Gruppe

Die Gestaltung von Gruppenprozessen mit der Themenzentrierten Interaktion

Psychosozial-Verlag

Bibliografische Information der Deutschen Nationalbibliothek
Die Deutsche Nationalbibliothek verzeichnet diese Publikation in der Deutschen Nationalbibliografie; detaillierte bibliografische Daten sind im Internet über http://dnb.d-nb.de abrufbar.

Originalausgabe

Walltorstr. 10, D-35390 Gießen
Fon: 06 41 - 96 99 78 - 18; Fax: 06 41 - 96 99 78 - 19
E-Mail: info@psychosozial-verlag.de
www.psychosozial-verlag.de

Umschlagabbildung: © djama/Fotolia, »Beziehungen«
Umschlaggestaltung und Innenlayout nach Entwürfen von
Hanspeter Ludwig, Wetzlar
www.imaginary-world.de
Satz: metiTEC-Software, me-ti GmbH, Berlin
ISBN 978-3-8379-2579-1

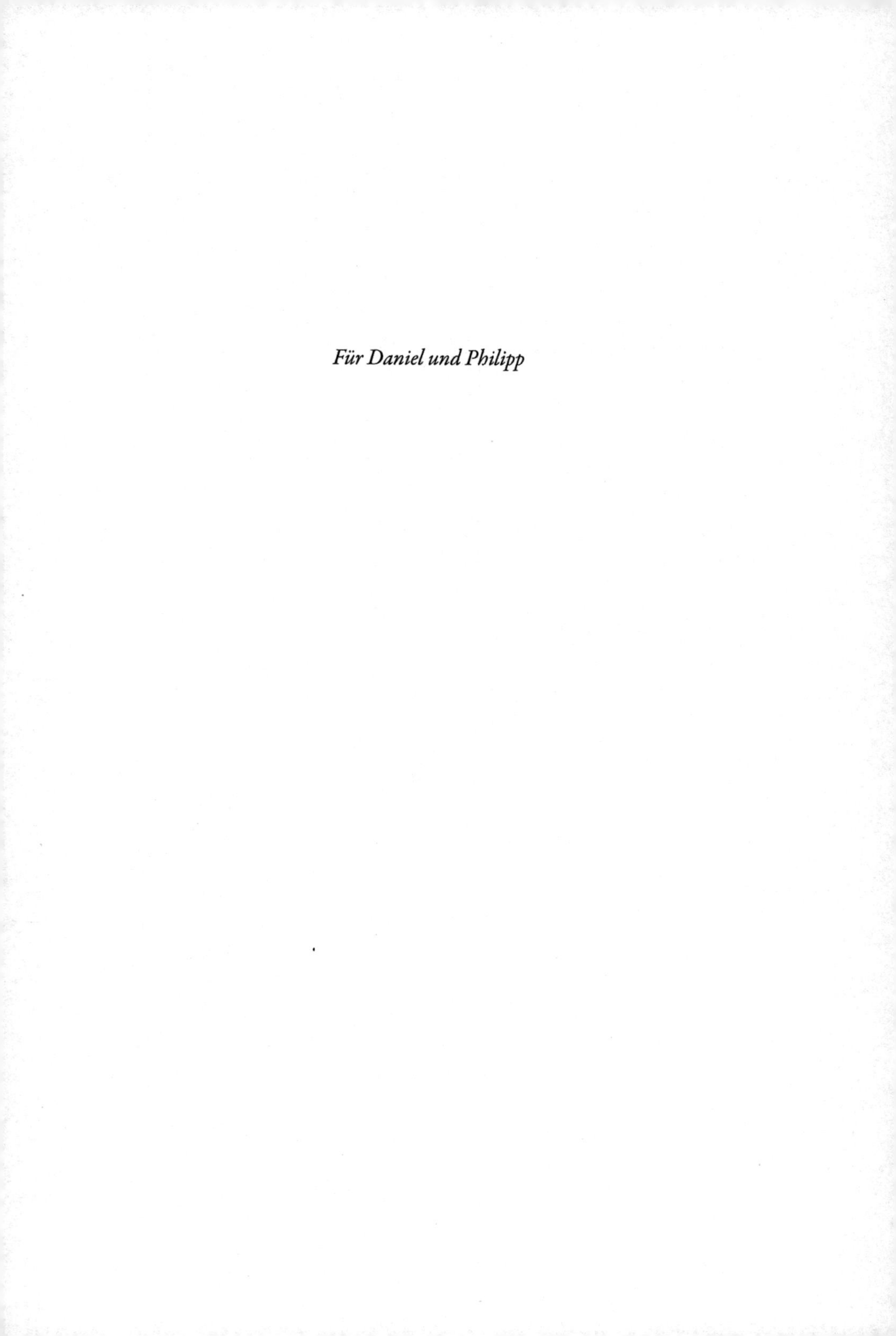

Für Daniel und Philipp

Inhalt

Vorwort

Der Titel des vorliegenden Buches »Unterwegs zur funktionierenden Gruppe – Die Gestaltung von Gruppenprozessen mit der Themenzentrierten Interaktion« ist Programm und Zielsetzung zugleich.

Mit dem Begriff »unterwegs« wollen wir auf den Entwicklungsweg verweisen, den eine Gruppe zu gehen hat. Die Schritte auf diesem Weg erfordern Anpassung an sich ständig ändernde Bedingungen und Konstellationen.

Was ist mit »Funktionieren« gemeint? Nicht das mechanische Funktionieren einer Maschine, sondern das lebendige und produktive Zusammenarbeiten von Menschen. Eine Gruppe »funktioniert«, wenn ihre Mitglieder sich ihr zugehörig fühlen, Interesse aneinander und am Lösen einer gemeinsamen Aufgabe haben und sie ihre Potenziale zu deren Bewältigung einbringen können. Mit anderen Worten, wenn alle Beteiligten Funktionen übernehmen, die der gemeinsamen Sache, der Gruppe als Ganzem und jedem Einzelnen dienen, sodass Entwicklung geschehen kann.

Zusammengehörigkeitsgefühle und Identifikationen mit dem Auftrag der Gruppe entwickeln sich nicht von allein, sondern im Verlauf von bestimmten Ereignissen im Leben einer Gruppe und beeinflusst durch ein bestimmtes Leitungsverhalten. Das Geschehen in einer Gruppe ist bedingt durch Prozesse, die einen Vorlauf in der Vergangenheit der einzelnen Teilnehmer und der Gruppe haben, durch das Hier und Jetzt der Gruppensituation und durch eine Orientierung auf ein Ziel hin. Wenn diese Prozesse zur Weiterentwicklung und zum Funktionieren der Gruppe genutzt werden sollen, dann bedarf es einer bestimmten Methode und einer sie ausübenden Leitung.

Das in unserem Buch vorgestellte und angewandte Konzept ist das der Themenzentrierten Interaktion (TZI). Die TZI wurde in den 1950er und 60er Jahren von Ruth Cohn in den USA entwickelt und von ihr zu Beginn der 1970er Jahre in Europa vorgestellt. In den folgenden Jahrzehnten hat die TZI breite Anwendung in den Arbeitsfeldern der sozialen Arbeit, der Pädagogik, der Psychotherapie und der Wirtschaft gefunden. Die TZI ist zugleich Modell, Methode und Haltung – sie ist ein Modell für das, was eine Gruppe kennzeichnet, eine Methode zur Gruppenleitung und eine auf einem bestimmten Wertesystem aufbauende ethische Haltung. Entsprechend beinhaltet sie sehr klare Vorstellungen sowohl in Bezug auf die Funktionen, die eine TZI-Leitung im Laufe eines Gruppenlebens auszuüben hat, als auch in Bezug auf den Stil, mit dem sie dies tun soll.

In diesem Buch zeigen wir, wie dieses Leitungsverhalten im Umgang mit wesentlichen Prozessen, die sich in einer Gruppe ereignen, auf der Basis der TZI aussehen kann. Wir beschreiben die Leitungsrolle sehr konkret und reichern sie mit vielen Beispielen aus unserer Praxis an. Nach einem theoretischen Vorspann zu den jeweiligen Phänomenen – wie zum Beispiel zu den verschiedenen Rollen der Mitglieder, ihren Übertragungen, Ängsten, Störungen, Krisen und Träumen – schildern wir deren mögliche Veränderungen im Laufe einer Gruppenentwicklung und wie die Leitung mit diesen umgehen und Entwicklungs- und Lernschritte fördern kann.

Ein Schwerpunkt des Buches liegt in der Darstellung der möglichen Entwicklungsphasen, die eine Gruppe durchlaufen sollte, um im oben beschriebenen Sinne funktionieren zu können, und welche Rolle die Leitung dabei spielen sollte, um Prozesse entsprechend zu strukturieren und zu steuern.

Das hier vorgestellte Gruppenphasenmodell haben wir entwickelt auf der Basis der bereits zu dieser Thematik vorhandenen Literatur und auf der Basis jahrzehntelanger Beobachtungen an von uns geleiteten Gruppen: Patientengruppen haben wir nach der Methode der Psychoanalyse und Lern- und Arbeitsgruppen nach der Methode der TZI geleitet. Unser Modell beschreibt einen idealtypischen Verlauf, der sich in der Praxis eines Gruppenlebens nicht eins zu eins in der dargestellten Form ereignet. Wohl aber liefert dieses Modell – ähnlich wie Modelle, die die »typische« Entwicklung eines Kindes erfassen – Parameter, an denen eine Gruppenleitung ablesen kann, wo die Gruppe gerade steht, was sich schon entwickelt hat, was noch aussteht und was sie tun kann, um weitere Entwicklungsschritte sowohl für den Einzelnen als auch für die Gruppe als Ganzes zu ermöglichen.

Wir beschreiben die Wechselwirkung zwischen den Entwicklungsphasen der Gruppe und den Interventionen der Leitung zunächst abstrakt-theoretisch und dann konkret-praktisch anhand von verschiedenen Fallvignetten. Diese beinhalten nicht nur geglückte Leitungsinterventionen, sondern auch – aus Gründen, die jeweils geschildert werden – missglückte. Die Praxisbeispiele sind vermutlich besonders geeignet, um Menschen, die selbst Gruppen leiten, die Möglichkeit zu geben, sich zu identifizieren, sich abzugrenzen und sich anregen zu lassen – kurzum, ihr eigenes Leitungsverhalten im Lichte des Dargestellten zu reflektieren.

Im vorliegenden Buch wollen wir Kenntnisse über die TZI und ihre Anwendungsmöglichkeiten vermitteln und Einblicke geben in verschiedene Phänomene und Prozesse, die in einer Gruppe auftreten können – insbesondere in ihre möglichen Entwicklungsphasen. Es bietet dem Praktiker konkrete Orientierungsmöglichkeiten und Hilfen für eigene Leitungsinterventionen.

Insofern wendet es sich in erster Linie an all jene, die in und mit Gruppen arbeiten, in zweiter Linie aber auch an all jene, die sich für die Wechselwirkung zwischen Umfeld, Individuum, Gruppe und Leitung interessieren.

Einleitung

Im vorliegenden Buch geht es um die Gestaltung von Gruppenprozessen mithilfe der Themenzentrierten Interaktion (TZI). Da eine Gruppe immer aus Individuen besteht und das einzelne Gruppenmitglied gleichermaßen Einfluss auf die es umgebende Gruppe nimmt, ebenso wie es von ihr beeinflusst wird, gehen wir zunächst von allgemeinen Überlegungen aus, die die Wechselwirkung zwischen dem Individuum und seinem sozialen Umfeld betreffen. Eine Gruppe ist für das einzelne Mitglied eine besondere Form von sozialem Umfeld. Wir definieren »Gruppe« und beschreiben ihre Merkmale und in ihr ablaufende psychodynamische Prozesse. Bevor wir uns weiteren Gruppenphänomenen zuwenden, schildern wir die Biografie der Gründerin der Themenzentrierten Interaktion, Ruth Cohn, und danach das von ihr entwickelte Konzept der TZI. Wir setzen diese Darstellung deshalb voran, weil es die TZI ist, mit der wir die im Folgenden beschriebenen Gruppenprozesse gestaltet haben bzw. anregen wollen, sie zu gestalten. Nach der Schilderung von Phänomenen, die aus dem Hintergrund der gerade ablaufenden Gruppenprozesse hervor- und in den Vordergrund treten (wir nennen sie Figur-Hintergrund-Phänomene) und wie mit diesen auf der Basis von TZI umgegangen werden kann, wenden wir uns einer besonderen Form der Förderung von Prozessen in Gruppen zu, nämlich dem Umgang mit dem von uns entworfenen sechsphasigen Entwicklungsmodell. Wir beschreiben seine Entstehungsgeschichte, seine Grundannahmen, sein Erscheinungsbild und insbesondere all jene Funktionen, die eine Gruppenleitung erfüllen sollte, um Entwicklung mithilfe und im Sinne der TZI zu ermöglichen und zu gestalten.

I. Das Individuum und die Gruppe

»Wir alle sind Blätter an einem Baum, keines dem anderen gleich. Das eine symmetrisch, das andere nicht, und doch gleich wichtig dem Ganzen.«

Georg Christoph Lichtenberg

Der Mensch ist von Natur aus auf soziale Beziehungen angewiesen und er wird durch diese geprägt. Er kann nur im Netzwerk von diesen zum Menschen werden und er wird nur auf dieser Matrix und nie als isoliertes Individuum betrachtet und verstanden. Nach Martin Buber ist es die Ich-Du-Beziehung, in der der Mensch sein Ich entwickelt und findet. »Die Einsammlung und Verschmelzung zum ganzen Wesen kann nie durch mich, kann nie ohne mich geschehen. Ich werde am Du, Ich-werdend spreche ich Du. Alles wirkliche Leben ist Begegnung« (Buber, 1984, S. 15).

I.1 Die Wechselwirkungen zwischen Anlage und Umwelt

Das Individuum entwickelt sich in einem Prozess von Wechselwirkungen zwischen der angeborenen Konstitution und den vielfältigen Einflüssen von Umwelt und Erziehung. Der Prozess der Individuation geschieht – so beschreibt ihn die Psychoanalytikerin Margret Mahler (1972) – in Schritten, die aus der symbiotischen Verschmelzung mit der Mutter heraus und über Ablösung und Wiederannäherung zur Ausbildung von individuellen Eigenschaften im Verhalten und im Charakter führen. Der Individuationsprozess geschieht durch Sozialisation, durch Interaktion und Identifikation des Individuums mit seiner spezifischen sozialen und materiellen Umgebung. Und umgekehrt: Das sich entwickelnde Individuum wirkt durch sein Verhalten ständig auf diese Umgebung ein und verändert sie. Im sozialen Zusammenleben entstehen Handlungsbezüge und Handlungsorientierungen, die das Individuum veranlassen, sich entsprechend den in seiner Gesellschaft geltenden Normen und

Werten zu erleben und zu verhalten. Dies deshalb, weil das heranwachsende Kind in seinem Bedürfnis nach Sicherheit, Zuwendung und Anerkennung jene Züge und Aspekte betont, die Billigung finden, und jene unterdrückt oder verleugnet, die missbilligt werden. Dabei entsteht mitunter ein Dilemma zwischen der Verfolgung der eigenen Interessen und dem Sich-Unterwerfen unter die Gruppeninteressen, das sich intrapsychisch in der Spannung zwischen dem Wunsch, dazuzugehören, und dem Bedürfnis nach Abgrenzung widerspiegelt. Dieser Konflikt wird sich auch in späteren Gruppenbeziehungen wiederholen.

Die Psychoanalyse erklärt und beschreibt diesen Konflikt, den sie als Konflikt zwischen Es, Ich und Über-Ich benennt, mit dem Aufeinandertreffen der angeborenen Konstitution und den Triebbedürfnissen auf der einen Seite und den kulturellen Restriktionen auf der anderen. Harry Stack Sullivan geht in seiner interpersonalen Theorie sogar so weit, zu behaupten, dass die Persönlichkeit fast zur Gänze das Produkt der Interaktionen mit anderen wichtigen Menschen sei (vgl. Chrzanowski, 1977).

Allport definiert die Persönlichkeit wie folgt: »Personality is the dynamic organization within the individual of those psychophysical systems that determine his characteristic behavior and thought« (Allport, 1965, S. 28). Sie ist also die dynamische Ordnung derjenigen psychophysischen Systeme im Individuum, die seine einzigartigen Anpassungen an seine Umwelt bestimmen.

Auch das Selbst, das, was uns als das Ureigenste einer Persönlichkeit erscheint, ist das Ergebnis von Anpassungs- und Austauschprozessen. Es besteht aus den unbewusst gespeicherten Bewertungen, die das Kind in Bezug auf die eigene Person erfahren, aber auch in Bezug auf frühe Bezugspersonen vorgenommen hat. Das Individuum wird immer wieder einem unbewussten Plan folgen und dazu neigen, seine frühen Erfahrungen und Konflikte zu aktualisieren, indem es im späteren Leben sich selbst und den anderen die entsprechenden Rollen zuschreibt – ein Phänomen, das in der Gruppenarbeit immer beachtet werden sollte. Wenn eine Zusammenkunft von Menschen nicht mehr nur eine Mehrzahl von irgendwie miteinander verbundenen Personen darstellt, sondern allmählich zu einer Gruppe im sozialpsychologischen Sinne wird, ein Eigenleben entwickelt und eine »Gestalt« annimmt, dann werden zunächst einmal unwillkürlich den einzelnen Teilnehmern die Rollen von Teil-Ichs und von frühen Bezugspersonen zugeschrieben. Dieser Prozess, der unbewusst und projektiv verläuft, aktualisiert zum einen die vergangenen Erfahrungen des Individuums, zum anderen dient er dazu, sich in neuen und unbekannten Situationen zu orientieren.

In einer Gruppe wiederholt und spiegelt sich also nicht nur die Geschichte der sozialen Beziehungen des einzelnen Mitglieds, sondern auch die gesamte umgebende Gemeinschaft und ihre Kultur, die das Individuum in einem interaktiven Prozess geformt haben, werden wiederbelebt.

Ob und inwieweit diese Phänomene thematisiert und bewusst gemacht werden, hängt von der Art, den Zielen und der Aufgabe der Gruppe und von der entsprechenden Förderung bzw. Vernachlässigung bestimmter Inhalte durch die Gruppenleitung ab. Im Allgemeinen reagieren Menschen, wenn sie in einer Gruppe zusammenkommen, nach einem bestimmten Muster: Sie haben Interesse aneinander und am Kontakt, sie treten miteinander in Interaktion und Kommunikation und entwickeln Beziehungen zueinander. Diese Beziehungen verändern nicht nur die Gruppe, sondern auch das Individuum, denn die ablaufenden Veränderungen in der Gruppe und im Individuum stehen in wechselseitiger Abhängigkeit zueinander. Die Prozesse bzw. die Bedingungen einer Gruppenentwicklung sind mit denen der individuellen Entwicklung vergleichbar, sie ereignen sich hier wie da über soziale Interaktion und über Wechselseitigkeit, über das Bedürfnis nach Integration und nach Differenzierung. Die Dialektik zwischen Autonomie und Interdependenz ist das Agens, das sowohl zur Entwicklung des Einzelnen als auch zu der einer Gruppe führt.

Bevor wir ausführlich beschreiben, was wir unter einer Gruppe verstehen, welche Merkmale sie auszeichnen und wie deren Komplexität in einem Modell dargestellt werden kann, möchten wir zunächst einmal allgemein jene Erscheinungsweisen beschreiben, in denen der Mensch im Plural auftritt. Denn die Gruppe ist eine spezielle Form dieser Erscheinungsweisen.

I.2 Der Mensch im Plural

Da die Gruppe eine besondere Form von Pluralität darstellt, erscheint es uns sinnvoll, zunächst einmal andere Möglichkeiten, in denen der Mensch im Plural auftreten kann, zu beschreiben. Vor diesem Hintergrund kann das Spezifische von »Gruppen« unseres Erachtens besser herausgearbeitet und verstanden werden.

I.2.1 Pluralität

Pluralität ist eine Bedingtheit menschlicher Existenz. Nach Hannah Arendt (1976) ist die Pluralität gekennzeichnet durch folgende Merkmale:

- Unter Mehreren sein, das heißt, der Mensch existiert nicht allein, sondern unter Vielen, auf die er sich bezieht;
- als Glied einer Vielfalt einzigartig sein, das heißt, einer Vielheit als Mitglied angehören und sich dabei gleichzeitig einzigartig und unverwechselbar fühlen;
- nicht souverän sein, das heißt, der Mensch ist in Bezug auf sein Erleben und Verhalten nicht nur autonom und allmächtig, er ist immer auch den Einflüssen der anderen unterworfen und er muss stets deren Mitbestimmung zulassen;
- mit der relativen Unabsehbarkeit der Folgen des eigenen Tuns konfrontiert sein, denn die Folgen einer Tat ergeben sich nicht aus der Tat selbst, sondern aus dem Bezugsgewebe, in welches sie fällt.

Menschen im Plural präsentieren sich in verschiedenen im Folgenden aufgeführten Konstellationen (vgl. Hofstätter, 1957).

Eine *Klasse* umfasst eine abstrakte Gemeinschaft, zu der alle Träger von Eigenschaften gehören, die ein bestimmtes Definitionsmerkmal erfüllen (z. B. alle Golf-Fahrer, alle Frauen).

Ein *Verband* meint die Bildung einer Vereinigung, deren Mitglieder gemeinsame Interessen verfechten. Man könnte auch von einer in Bezug auf ein gemeinsames Ziel hin »aktivierten Klasse« sprechen (z. B. eine Gewerkschaft).

Eine *Menge* ist eine konkrete Ansammlung von Personen, die zur selben Zeit am selben Ort anwesend sind (z. B. in einer U-Bahnstation). Dabei handelt es sich um ein reines Nebeneinander, kein Mit- oder Zueinander, die Personen existieren unabhängig voneinander. Wenn alle Anwesenden von einem gemeinsamen Ereignis betroffen sind (z. B. Stromausfall), dann können diese entweder zu einer unstrukturierten Masse oder zu einer strukturierten Gruppe werden. Letztere beginnt da, wo Ansätze zu einer Rollenverteilung sichtbar werden.

Eine *Masse* ist eine aktivierte Menge, in der sich (noch) kein ordnendes und integrierendes Rollensystem entwickelt hat.

Le Bon beschreibt in seiner *Psychologie der Masse* (Le Bon, 2008; Erstveröffentlichung 1895) die Merkmale einer Masse wie folgt: Sie schreit nach einem Führer, die Anzahl der Teilnehmer ist hoch, sie kennen sich nicht untereinander, sie werden von einem Führer und/oder einer Ideologie zusammengeschweißt und geleitet. Le Bon: »Herrschaft der Massen heißt Herrschaft des Führers.« Weitere Kennzeichen sind: ein unreflektiertes Miteinander, Hass gegen Fremdgruppen, Uniformierung und Verwischung der Verstandesfähigkeiten. Das Individuum fällt auf frühere Entwicklungsstufen zurück, es ist in hohem Maße durch einen Führer beeinflussbar, dem mit Gefolgschaftstreue gefolgt wird. Die Gefühle und Gedanken aller verlaufen in dieselbe Richtung durch Suggestibilität und Ansteckung.

Nach Sigmund Freud (1921/1922, S. 18) werden Menschen nicht durch ihre bloße Quantität zur Masse, sondern erst durch soziale Bedingungen, zu denen die Identifizierung mit dem Führer, mit Symbolen und mit der Horde der in gleicher Abhängigkeit gebannten Mitmenschen ebenso gehören wie das autoritäre Verhalten der Führerfigur. Die Identifikation mit dem Führer oder dem Kollektiv gibt dem Individuum psychologischen Ersatz für das, was ihm real abgeht.

Die Masse ist gesellschaftlich determiniert und zusammengeschweißt durch eine rationale Ausnutzung irrational-psychologischer Faktoren, sie gibt den Menschen die Illusion der Stärke, Verbundenheit und Nähe.

Eine *Organisation* oder *Institution* ist ein hochgradig strukturiertes Interaktionssystem, das unabhängig von konkreten Personen und deren Interaktionen besteht. Sie ist ein abstraktes Kollektiv, ein gedachtes Ordnungsgefüge, in dem Verhaltensvorschriften genau festgelegt sind.

Von diesen Konstellationen unterscheidet sich eine *Gruppe* durch entscheidende Charakteristika, die im Folgenden dargestellt werden.

I.2.2 Die Gruppe – Definition und Merkmale

Wir verstehen – den in der Sozialpsychologie erarbeiteten Faktoren folgend – unter einer Gruppe eine soziale Ganzheit, ein organisiertes System von einzelnen Individuen, die ein gemeinsames Thema/Ziel haben, die wechselseitige Rollenbeziehungen und rollenspezifische Funktionen entwickeln, die miteinander in Interaktion treten, verbindliche Normen haben und sich über einen bestimmten Zeitraum miteinander verbunden fühlen.

Eine Gruppe ist durch folgende Merkmale gekennzeichnet:

- Ein gemeinsames Anliegen bzw. ein gemeinsamer »Gegner« ist die treibende Kraft für die Bildung einer Gruppe. R. Schindler definiert die Rolle des Gegners, dem die sogenannten G-Funktionen zukommen, wie folgt:

> »Gegner ist das außerhalb der Gruppe Seiende, als dessen Repräsentant das jeweils aktuell und in der gedanklichen Beschäftigung Begegnende erscheint [...]. Gegner

sind theoretisch gesehen alle anderen Gruppierungen, praktisch jedoch nur diejenigen, mit denen man sich ›be-gegnet‹, in welchem ja das Wort ja der Begriff des Gegners enthalten ist« (Schindler, zitiert nach Heigl-Evers, 1972, S. 63).

- Die Bearbeitung eines alle verbindenden Themas ist der Motor für den Erhalt der Gruppe.
- Zwei Kräfte sorgen für den Zusammenhalt und die Fortentwicklung einer Gruppe:
    1. der »Wunsch zu libidinöser Begegnung« (Schindler, 1968, S. 15), der zur Kohäsion, zum Zusammenschluss und zum Zusammenhalt der Gruppe führt. Die Kohäsion kann definiert werden als das Zusammengehörigkeitserleben, das die Gruppenmitglieder veranlasst, in der Gruppe zu bleiben. Der Grad der Gruppenkohäsion, das WIR-Gefühl, schwankt im Laufe eines Gruppenlebens – je nach der gerade vorherrschenden Gruppenphase;
    2. der Wunsch, die alle verbindende Sache, Aufgabe und das gemeinsame Thema zu bewältigen. Er führt zur Fortbewegung, zur Lokomotion der Gruppe. Diese kann definiert werden als die Bewegung der gesamten Gruppe hin auf das gemeinsame Ziel.
- Die Interdependenz der Teilnehmer: Damit sind die wechselseitige Abhängigkeit und das Sich-aufeinander-Beziehen der Gruppenmitglieder gemeint. Die einzelne Person wird in einer Gruppe Teil eines neuen Ganzen, das nicht die Summe seiner Teile, sondern mehr und etwas anderes ist. Der Charakter dieses neuen Gruppenganzen wird bestimmt von den Eigenschaften aller Gruppenteilnehmer und dem gerade ablaufenden Gruppenprozess. Jedes Ich der Gruppe nimmt etwas von den anderen und gibt etwas her. Es entsteht also eine Abhängigkeit jedes einzelnen Gruppenmitglieds von allen anderen und umgekehrt.
- Die vielschichtigen und wechselseitigen Einwirkungen in einer Gruppe führen zu einem Beziehungssystem, in dem das Verhalten jedes Einzelnen die Handlungen der anderen beeinflusst und zugleich deren Einwirkung erfährt. Veränderungen im Individuum und in der Gruppe stehen also in Abhängigkeit zueinander.
- Die Einflussnahme der Gruppenmitglieder aufeinander geschieht über Interaktion (im Sinne von Wechselbeziehung und Austausch) und Kommunikation (im Sinne von Senden und Empfangen von Informationen, die stets sowohl einen inhaltlichen als auch einen Beziehungsaspekt haben und die sowohl verbal als auch nonverbal erfolgen).

- Der Figur-Hintergrund-Prozess der Gestalttheorie lässt sich auch in der Gruppe nachweisen: Jedes Ereignis, das heißt die jeweils im Vordergrund stehende Figur, bezieht die ganze Gruppe ein, sie wird von dem gesamten, gerade ablaufenden Gruppenprozess, dem Hintergrund, bestimmt, auch dann, wenn scheinbar nur eine oder zwei Personen (z. B. bei einem Traum oder auch bei einem Konflikt) daran beteiligt sind (vgl. Foulkes, 1974).
- Die Dialektik der zwischenmenschlichen Wechselbeziehungen schließt zwei gegensätzliche Tendenzen ein: die zur Integration und die zur Differenzierung. Mit Integration ist der Zusammenschluss der einzelnen Gruppenmitglieder zu einem Ganzen gemeint, mit Differenzierung die fortschreitende Ausformung und Verfeinerung von unterschiedlichen Rollen, Positionen und Funktionen der Teilnehmer. Während die Tendenz zur Integration aus dem Bedürfnis, dazuzugehören und sich zusammenzuschließen (siehe oben Kohäsion), resultiert, erwächst die Tendenz zur Differenzierung aus dem »Bedürfnis nach sich abhebender Selbstbestimmung« (Schindler, 1971, S. 31).
- Beide Tendenzen führen zur Entwicklung von unterschiedlichen Positionen und Rollen, zur Bildung von Rangordnungen und Untergruppen (vgl. I.3.2).
- Die bewussten und unbewussten Reaktionen der Teilnehmer aufeinander und auf die Gruppenleitung (und umgekehrt auch deren Reaktionen auf die Gruppenmitglieder) werden bestimmt durch Übertragungs- und Gegenübertragungsprozesse. Diese bilden die Basis für die in der Gruppe ablaufenden Phänomene der Kontaktaufnahme bzw. -verweigerung, der Selbst- und Fremdwahrnehmung, der Aufmerksamkeitsfokussierung, der Projektion und Interpretation, der wechselseitigen Rollenzuschreibungen, des Feedbacks und andere mehr.
- Aus und in dem Beziehungssystem der Gruppenmitglieder gestaltet sich eine Gruppenpersönlichkeit, eine Gruppen-Identität, die verschiedene Entwicklungsprozesse und -phasen durchläuft, die sich aufeinander beziehen und die sich schleifenförmig entfalten (vgl. Kap. IV).

In der Themenzentrierten Interaktion (TZI) ist eine Gruppe durch folgende vier Faktoren gekennzeichnet, die gleichzeitig wirken und sich wechselseitig bedingen (vgl. dazu näher Kap. II.3.2):

- Das ES – damit ist die Sache, der Auftrag gemeint, zu dem sich die Gruppe zusammenfindet.
- Das ICH – damit sind die Persönlichkeiten der einzelnen Gruppenmitglieder gemeint.

- Das WIR – damit sind die Beziehungen und die Interaktionen zwischen den Teilnehmern gemeint.
- Der GLOBE – damit ist das Umfeld des Einzelnen und der Gruppe als Ganzes gemeint.

I.3 Psychodynamische Prozesse in Gruppen

Raoul Schindler sieht den Ausgangspunkt für eine Gruppenbildung in deren Abgrenzung gegenüber einem Gegner (G), einem Gegenüber, wobei dieser Gegner alle anderen Gruppierungen, aber auch die Aufgabenstellungen, denen die Gruppe be-gegnet, sein können. Durch diese Begegnung findet die Gruppe zu ihrer Einmaligkeit (Heigl-Evers, 1972, S. 62).

Nach Ruth Cohn ist das treibende Agens für eine Gruppenbildung die »gemeinsame Sache«, die Menschen miteinander bearbeiten wollen.

Obwohl eine Gruppe von Anfang an spezifische Merkmale hat und als Ganzes etwas anderes ist als die Summe der Individuen, bestimmen die einzelnen Individuen, die sich als getrennte Einheiten verstehen und verhalten, doch das Erscheinungsbild und die Entwicklung der Gruppe. Beim Eintreten in eine neue Gruppe wiederholen die Teilnehmenden in der Regel unbewusst und unwillkürlich das Modell ihrer primären Gruppen- und frühen Sozialbeziehungen (vgl. Kap. I.1). Die dort gemachten Erfahrungen werden zunächst einmal auf die neuen Menschen und Situationen übertragen und eigene Anteile werden auf die anderen Gruppenmitglieder projiziert, an ihnen verschärft wahrgenommen, bejaht oder abgelehnt. Entsprechend bilden sich bestimmten Teilnehmern gegenüber Sympathien und Antipathien, während anderen eher mit Gleichgültigkeit begegnet wird. Die Dynamik der Gruppe wird anfänglich, das heißt, bevor neue und korrigierende Erfahrungen gemacht werden können, durch die Aktualisierung bestimmter Aspekte der ursprünglichen Objektbeziehungen geprägt, die gelernten Kontaktaufnahmen und Beziehungsgestaltungen werden wiederholt und in der neuen Situation erprobt. Die gegenwärtigen Personen reagieren jedoch anders als es die Mitglieder der Primärgruppe getan haben, sodass entweder Verunsicherungen entstehen, die sich bis zu Identitätskrisen steigern können, oder aber neue und korrigierende Erfahrungen gemacht und gesammelt werden können.

Jedes einzelne Gruppenmitglied versucht auf seine Weise, Anteil an Geltung und Wirkung in der Gruppe zu erlangen und seine persönlichen Interessen zu verfolgen und gegebenenfalls durchzusetzen.

Der Prozess des Sich-Annäherns, des Sich-Kennenlernens, des Sich-Abgrenzens und des Seinen-Platz-Findens verläuft so lange, bis sich eine weitgehend angstfreie und befriedigende Kommunikation zwischen den Gruppenmitgliedern und mit der Gruppenleitung entwickelt hat. Wenn das gelungen ist, können die potenziellen Möglichkeiten der einzelnen Teilnehmenden optimal genutzt und für die Ziele und Aufgaben eingesetzt werden, derentwegen die Gruppe zusammengekommen ist.

Der Prozess des Vertrautwerdens und des Sicherheit-Gewinnens geschieht auf der Matrix der sich entwickelnden Gruppe, die verschiedene Formierungsstadien durchläuft (vgl. Kap. IV). Am Anfang eines Gruppenlebens sind die Mitglieder meist noch ganz auf die Leitung fixiert und von ihr abhängig, sie werden sich jedoch mit zunehmender Dauer und Entwicklung immer mehr von ihr lösen und ihr eigenes Potenzial – parallel zur spezifischen Gruppenidentität – entwickeln. Dies allerdings nur dann, wenn die Gruppenleitung diesen Entwicklungsprozess durch die Übernahme bestimmter Funktionen ermöglicht und fördert. Welche das unserer Ansicht nach jeweils sind, werden wir weiter unten erörtern.

Ebenso bestimmt die Art und Weise, wie die Gruppenleitung ihre Rolle gestaltet, ob und inwieweit die einzelnen Teilnehmer ihr bestehendes Selbstverständnis und ihren Horizont durch die Begegnung mit anderen und die Assimilierung von neuen Inhalten verändern und erweitern können. Die Leitung sollte sich der Tatsache bewusst sein, dass – vor allem am Anfang eines Gruppenlebens – Übertragungen und Projektionen ablaufen, auch in ihr selbst, die es wahrzunehmen, zu reflektieren und zu gestalten gilt. Mit Sensibilität und fachlichem Wissen sollte sie die Vorgänge in einer Gruppe erleben, verstehen, einordnen und steuern.

I.3.1 Die Rolle – Definition und Modell

Damit eine Gruppe die ausgesprochenen und die unausgesprochenen Ziele erreichen kann, müssen die Mitglieder bestimmte Rollen übernehmen, die sich aus dem Zusammenspiel von bestimmten Funktionen und den dazugehörigen Positionen entwickeln. Es gibt Rollen, die der Bewältigung von einzelnen Aufgaben dienen, und es gibt Rollen, die auf das Zusammenwachsen und den Zusammenhalt der Gruppe ausgerichtet sind. Neben diesen funktionalen Rollen gibt es auch (scheinbar) dysfunktionale Rollen, die den Arbeitsbemühungen der Gruppe und der Leitung – zumindest auf den ersten Blick – zuwiderlaufen. Wer welche Rolle zu welchem Zeitpunkt und in Bezug auf welches Ziel übernimmt, hängt zum einen von der Persönlichkeit des einzelnen Gruppenmitglieds, seinen Potenzialen und Grenzen ab, zum anderen von dem Zusammenwirken aller Teilnehmenden, somit also auch von der Phase, in der sich eine Gruppe gerade befindet und den damit verbundenen aufeinander gerichteten Einstellungen und Erwartungen, und zum Dritten von der zu bewältigenden Aufgabe.

Im Rahmen der Kommunikation und der Interaktion der Gruppenmitglieder suchen die Einzelnen nach der Befriedigung des menschlichen Grundbedürfnisses »nach sich abhebender Selbstbestimmung« (Schindler, 1971, S. 31). Sie bilden Rangordnungen, Untergruppen und Bündnisse. Dabei besetzen sie (dauerhaft oder vorübergehend) bestimmte Rollen und übernehmen Funktionen, derer die Gruppe zu ihrer Entwicklung und Aufgabenbewältigung bedarf, zum Beispiel die nach Zusammenschluss und Differenzierung, nach Sach- und Prozessorientierung, nach Vorwärtsschreiten und Verharren. Die Besetzung von Rollen und das Ausagieren von bestimmten Strebungen ist ein weitgehend unwillkürlich und unbewusst ablaufender Prozess, der notwendig ist für die Lokomotion und die Kohäsion einer Gruppe. Entscheidend für die Gruppen-, aber auch für die Persönlichkeitsentwicklung ist, dass die Rollen und ihre Besetzungen flexibel bleiben und nicht zu fixierten Hierarchien erstarren.

Das Vierfaktorenmodell (vgl. Kap. II.3.2) der Themenzentrierten Interaktion kann auch für die Darstellung der Komplexität einer Rolle verwendet werden (Abb. 1):

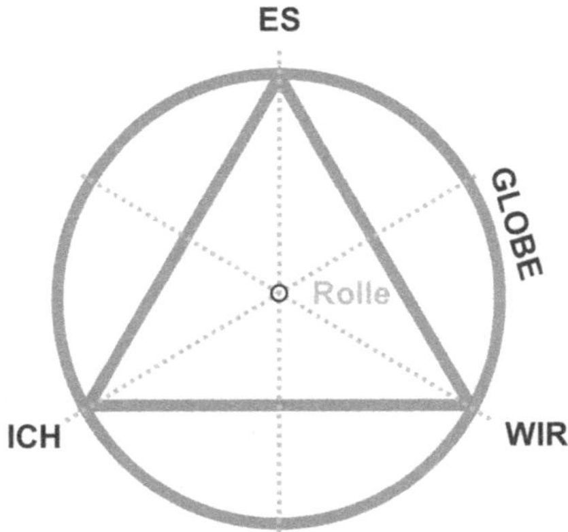

Abbildung 1: Komplexität einer Rolle

Die *Rolle* ist keine Eigenschaft einer Person, sondern sie entsteht durch die Integration der vier Faktoren:

1. ICH: die Persönlichkeit des einzelnen Gruppenmitglieds mit ihrer Geschichte und ihren Prägungen, ihren Möglichkeiten und Grenzen;
2. WIR: die Gesamtheit der wechselseitigen Einstellungen und Einflüsse zwischen den Teilnehmenden, die sich gegenüber einem einzelnen Gruppenmitglied in Form von bestimmten Erwartungen und Beziehungen niederschlagen. Diese verändern sich möglicherweise je nach der Phase, in der sich eine Gruppe gerade befindet;
3. ES: der Inhalt, die Sache, um die es gerade geht. Diese aktiviert – oder auch nicht – bestimmte Interessen und Möglichkeiten des Einzelnen zur Aufgabenbewältigung und zur Kooperation;
4. GLOBE: Der GLOBE ist zunächst einmal der äußere Rahmen, die unmittelbare Umgebung (der Raum, das Haus), in dem sich eine Gruppe befindet, aber er ist auch das weitere Umfeld, das bis zu gesellschaftlichen und politischen, klimatischen und atmosphärischen Einflüssen reicht. Sodann ist er aber auch das umgebende relevante Sozialsystem (Institution, Organisation) mit seinen kulturellen Tatbeständen (Werte, Normen, Symbole, Verhaltensforderungen), und schließlich meint er auch das individuelle Umfeld, das jedes Gruppenmitglied mitbringt (sein persönliches soziales Netz, seine Berufssituation, seine Prägungen, seine Geschichte) (vgl. Kap. II.3.2).

Als *Position* bezeichnet man die einem Gruppenmitglied zugewiesene Stellung und damit die ihm eingeräumte Einflussnahme in der Gruppe. Unter *Funktion* versteht man die einer Position eigentümliche Aktivität. Damit eine Gruppe funktionieren kann, muss sich unter den Gruppenmitgliedern eine Funktionsverteilung herausbilden, die nicht ein für alle Mal festgeschrieben ist, sondern sich flexibel an unterschiedliche Situationen anpasst. Welche Funktionen ein Gruppenmitglied in einer aktuellen Situation übernimmt, hängt von seinen Möglichkeiten und Fähigkeiten und seiner jeweiligen Aufmerksamkeitsfokussierung ab. Letztere resultiert zum einen aus seinen vorangegangenen (Rollen-)Erfahrungen und zum anderen aus seiner aktuellen Position in der Gruppe, sie bestimmt, wie die Person den momentanen Prozess und ihre Einflussmöglichkeiten in diesem erlebt. Und ihr Erleben prägt wiederum ihr Verhalten. Um beispielsweise eine Alpha-Position einnehmen zu können, müssen entsprechende Funktionen, zum Beispiel das Repräsentieren der Gruppenmehrheit, ausgeübt werden. Dies ist nur dann möglich, wenn der Fokus der Aufmerksamkeit der betreffenden Person auch auf die Meinung und die Stimmung der Gruppenmehrheit ausgerichtet ist. Deren Reaktionen entscheiden dann, ob dem Mitglied die gewünschte Einflussnahme gewährt oder verweigert wird – und das wirkt sich wiederum auf dessen Aufmerksamkeitsfokussierung aus. Das Besetzen einer Position und die Übernahme einer Rolle sind also ständige, sich wechselseitig bedingende Prozesse von Talenten und von Aufmerksamkeitsfokussierung, dem entsprechenden Erleben und Verhalten und den darauf folgenden Reaktionen der anderen Gruppenmitglieder.

I.3.2 Positionen und Funktionen der unterschiedlichen Rollen

Raoul Schindler (1957, S. 308–314) unterscheidet folgende Rollen, Positionen und Funktionen, die jeweils mit bestimmten Möglichkeiten und Einschränkungen verbunden sind (Schindler, 1971; Heigl-Evers & Heigl, 1973):

Die Alpha-Rolle übernimmt die Führung und ist dazu befähigt, die Aufgabe der Gruppe und das zu ihrer Bewältigung verfügbare Potenzial zu repräsentieren. Der an die Funktion der Repräsentanz gebundene Geltungsanspruch behindert die Alpha-Rolle jedoch bei der Rezeption von neuem Lernstoff.

Im Inhaber der Alpha-Rolle erlebt die Gruppe ihre Identität in dem jeweils ihr erreichbaren Intensitätsgrad.

Mit Alpha identifizieren sich die Vertreter der vielfältig ausdifferenzierten Gamma-Position. Diese bilden im Allgemeinen die Mehrheit der Gruppenmitglieder, sie übernehmen die Funktionen des Helfens und des Zuarbeitens, aber auch des Mitlaufens, des Normenhütens und des Kontrollierens. Gamma kann sich schnell mit neuen Informationen und deren Vermittlern identifizieren, die kritische Abgrenzung oder Durchsetzung dagegen fällt ihm schwer.

Mit der Beta-Position verbunden sind die Funktionen des Beobachtens, des Rezensierens, des fachlichen Beratens, des Konsultierens und des Vermittelns. Die Rolle von Beta ist die des Experten und des Spezialisten. Beta steht in guter Beziehung zu Alpha, Alpha und Beta unterstützen und ergänzen sich wechselseitig. Beta bringt sich leistungsbereit ein, setzt sich aus kritischer Distanz mit Informationen auseinander und verarbeitet diese, dafür tritt bei ihm die Fähigkeit zu eigenständigem und kreativem Handeln zurück.

Gemäß dem griechischen Alphabet, dem die Bezeichnungen entnommen sind, steht die Omega-Position der Alpha-Position diametral gegenüber. Die Beschreibung als »Gruppenletzter« wird der Funktion nicht gerecht, denn Omega ist in der Lage, auch das Widerständige und Fragwürdige einer Aufgabe oder der gruppenimmanenten Probleme und Konflikte zu sehen und zu artikulieren.

Omega vertritt damit auch interne Strebungen der Gruppe und kann ein Indikator für zu erwartende Änderungen sein. Allerdings erschwert die defensive und eher verneinende Artikulation seiner Wahrnehmungen die Akzeptanz durch die anderen Gruppenmitglieder, sodass sich Omega häufig in einer ohnmächtigen oder randständigen Position befindet. Bei einer Fixierung der Rolle kann Omega zum Außenseiter, Sündenbock oder Clown der Gruppe werden. Die Gruppe wehrt ihrerseits in Omega ihr widerständiges Potenzial ab, sodass in Omega die Ambivalenz der Gruppe zur Darstellung kommt.

Die Wichtigkeit dieser Perspektive, der Gegenposition zur zentralen, von Alpha vertretenen Strebung wird oft verkannt. Die Kontroversen mit Alpha sind meist Ausdruck des – zumindest partiellen – Führungswillens von Omega, der allerdings selten durch die Gruppe unterstützt wird. Die gruppendynamische Grundformel nach Schindler sagt aus, dass sich Omega gegenüber Alpha verhält wie Alpha gegenüber G.

Das G, das Gegenüber oder der Gegner der Gruppe, stellt das Außenstehende dar. Eine der zentralen Funktionen der Alpha-Position ist es, die Gruppe gegenüber dem Außen zu formieren und zu repräsentieren. Für den internen Gruppenzusammenhalt ist das außenstehende G wichtig. Ist es zeitweise nicht erlebbar, wird es meist schnell wieder gefunden – im Zweifelsfall wird ein Gruppenmitglied zum G. Die Omega-Position ist hierfür prädestiniert.

Alle Rollen und Funktionen tragen spezifische Möglichkeiten und Gefährdungen des individuellen Lernens und der persönlichen Entwicklung in sich. Deswegen kann auch der Wechsel von einer Position zur anderen einen wichtigen Lern- und Entwicklungsschritt für das Individuum bedeuten. Denn neben der individuellen Charakter- und Persönlichkeitsstruktur eines Gruppenmitglieds ist auch seine Gruppenposition ein wichtiger Faktor für seine Lernmotivation und -fähigkeit.

Zusammenfassend lassen sich die verschiedenen Positionen, Funktionen, Zuschreibungen und Schwierigkeiten, die mit einer bestimmten Rolle verbunden sind, wie in Tabelle 1 darstellen.

Position	Funktionen	Rollenzuschreibungen durch die Gruppe	Schwierigkeiten der Rollen
Gesellschaft	liefert Normen und Leistungsanspruch		
Alpha (α)	a) *Leitung der Gruppe:* Richtung geben, Gruppe formieren, Identität stiften, Identifikation ermöglichen, Entscheidungen treffen, die Gruppe auf ein Ziel hin vereinen oder gegenüber dem Gegner (G) b) *Lokomotion:* Aufgaben initiieren, vorantreiben und durchführen c) *Kohäsion:* Zusammengehörigkeitsgefühl und Gruppenbestand entwickeln und erhalten d) *Repräsentation:* Gruppe nach außen und die gesellschaftlichen Normen nach innen darstellen und vertreten	– mächtiger und kompetenter Führer – Organisator – Initiator – Wegweiser – Ideenträger – Anleiter – Akteur – Vorreiter – Sympathieträger – Identifikations-figur – Animateur – Repräsentant (nach außen und nach innen) …	Führungs- und Geltungsanspruch erschwert die Rezeption von neuen, aus der Gruppe kommenden Ideen

Beta (β)	– Wissen und Können einbringen
	– Leistung erbringen im Sinne von Alpha
	– argumentative Unterstützung von Alpha
	– kritische und distanzierte Auseinandersetzung mit und Verarbeitung von Informationen
	– beobachten und beraten
	– Beteiligung mit der Einschränkung
	  – des bedingt Dafür-Seins: korrigieren
	  – des bedingt Dagegen-Seins: kritisieren
	  – des Vertretens der Ambivalenz: vermitteln
		– Fachmann
		– Experte
		– Berater
		– Beobachter
		– Unterstützer
		– kritischer Begleiter
		– Vermittler usw.
			Orientierung am fachlich, sachlich Gegebenen schränkt kreatives Denken und Handeln ein

Gamma (γ) **identifika-torisch-partizipie-rend** **komple-mentär-partizipie-rend**	– sich mit der Leitung, der Gruppe und der Aufgabe identifizieren – partizipieren – solidarisieren – zustimmen – ergänzen	– Mitarbeiter – Unterstützer – Helfer – Mitläufer – Zuarbeiter – Ergänzer	Identifikation mit der Leitung und den Gruppennormen erschwert kritische Abgrenzung, Distanzierung und Eigenständigkeit
überwa-chend	– auf formelle und informelle Regeln und Normen achten	– Wächter – Normenhüter – Kontrolleur	
Omega (ω)	– Gegenströmung, Widerstand und Fragwürdiges repräsentieren – gruppenimmanente Probleme und Konflikte wahrnehmen, artikulieren und diesbezüglich agieren – den Gegner, die Gegenaktion und den »Anderen« repräsentieren – aus der schwächeren und der Gegenposition zu Alpha heraus protestieren – opponieren, nein sagen – Verdrängtes aufdecken und auf zu erwartende Änderungen und auf Ambivalenzen hinweisen	– Repräsentant des Abgewehrten und Verdrängten – Vertreter des Gruppenschattens – Außenseiter – Schwarzes Schaf – Gruppenclown ...	kritische Gegenposition zu Alpha und zu den Gruppennormen erschwert die Identifizierung mit der Aufgabe und konstruktives Mitarbeiten oppositionelle Haltung und abwertende Kritik beeinträchtigen die Akzeptanz in der Gruppe
Gegner (G)	– Normen und Werte, von denen die Gruppe sich unterscheidet, vertreten – Gruppenkohäsion durch gemeinsamen Außenfeind herstellen – Gruppenidentität durch Abgrenzung finden	– Feind – Rivale – Gegner – Mitbewerber – Konkurrent – Sparringspartner ...	Abgrenzung der Gruppe gegenüber den Gegnern wirkt identitäts- und sinnstiftend und steht dessen Integration entgegen

Tabelle 1

Da der Umgang mit Vertretern der Omega-Rolle für die Gruppenleitung im Allgemeinen eine besondere Herausforderung darstellt, möchten wir mögliche Erscheinungsweisen derselben beschreiben und einige Fallvignetten für die Funktion bzw. die Dysfunktion dieser Rolle einfügen.

Da ist zunächst einmal jenes Verhalten, das vom Mainstream und den bewussten oder unbewussten Normen der Gruppe abweicht. In TZI-Gruppen zum Beispiel wird der wertschätzende und offene Umgang miteinander gefordert und auch gepflegt. Verhält sich ein Gruppenmitglied permanent abwertend, aggressiv und/oder lamentierend verschlossen, dann ist es sehr schnell in der Omega-Position. Oder ein Teilnehmer blockiert die Weiterarbeit der Gruppe immer wieder, beispielsweise durch die Abweisung von Vorschlägen, die von der Leitung oder auch von anderen Teilnehmern kommen, oder durch das Ausweichen auf Randprobleme, die nichts mit dem eigentlichen Thema zu tun haben, oder durch hartnäckiges, kompromissloses Verharren auf dem eigenen Standpunkt. Auch das scheinbar so gut zur TZI passende Einbringen des Störungspostulats kann zum ernsthaften Hemmnis im Entwicklungsprozess einer Gruppe werden. Dann nämlich, wenn ein Mitglied dieses benutzt, um permanent auf sich aufmerksam zu machen und sich durch rein persönliche, zum Teil auch nebensächliche, nicht an den Gruppenzielen orientierte Beiträge zu positionieren.

Auch andere Versuche, ständig die Beachtung auf sich zu ziehen, können zur Außenseiterposition führen. Zum Beispiel, wenn sich eine Person immer wieder sehr lange und sehr laut einbringt, ohne zu beachten, dass andere Gruppenmitglieder auch gerne etwas sagen würden. Oder sie hält ausufernde Plädoyers zu eigenen Philosophien und Ideen, die kaum jemanden interessieren.

Überhaupt kann ein zu starkes Kreisen um sich selbst, um die eigenen Ideen und das eigene Bedürfnis, Beachtung zu finden, das einhergeht mit wenig Empathie und Interesse an den anderen Gruppenmitgliedern, Ablehnung und Ausstoßungstendenzen provozieren.

Diese können aber auch durch das umgekehrte Verhalten hervorgerufen werden, zum Beispiel durch permanentes Schweigen, durch ein Sich-Zurückziehen, durch nonverbales Signalisieren von Langeweile und Desinteresse.

Auch der Gruppenclown, der immer wieder passende oder unpassende Witze macht, der andere nachäfft und herumalbert, wird im Allgemeinen nicht gerade auf Zustimmung und Akzeptanz stoßen. Etwas anderes ist es, wenn er – ähnlich wie ein Hofnarr – durch humorvolle Bemerkungen eine bedrohliche Situation entschärft oder eine bisher nicht ausgesprochene oder auch nicht gern wahrgenommene Wahrheit artikuliert.

Die aufgeführten Beispiele zeigen, dass die Omegarolle unter zwei Voraussetzungen von einem Gruppenmitglied eingenommen bzw. ihm zugeschrieben wird. Erstens dann, wenn es aufgrund seiner Persönlichkeit und seines dysfunktionalen Verhaltens von der Gruppennorm abweicht, Unwillen oder Ablehnung auf sich zieht und den Arbeits- und Entwicklungsprozess der Gruppe stört. Und zweitens, wenn es etwas agiert oder vertritt, das unterschwellig bei allen (oder zumindest bei vielen) vorhanden ist, das aber – weil es Angst macht oder/und von den Normen der Gesellschaft oder der Gruppe abweicht – verdrängt wird.

I.3.3 Fallvignetten

Die folgenden Fallvignetten sollen zum einen das bislang etwas trockene theoretische Skelett mit Fleisch und Blut füllen und zum anderen illustrieren, wie »man« mit den verschiedenen Omegarollen umgehen kann bzw. wie die Autorin, Angelika Rubner, in verschiedenen Situationen jeweils damit umgegangen ist. Da sie diese erlebt hat, schildert sie diese Beispiele in der Ich-Form (vgl. A. Rubner, 2014).

Ich beginne mit einem Beispiel, das die Wichtigkeit des Ernstnehmens einer Außenseiterposition illustriert. Am Abend des zweiten Tages eines Persönlichkeitskurses, der bis dahin durch eine relative Offenheit der Teilnehmer geprägt war, stockte dieser Prozess. Die Gruppe schoss sich auf einen Teilnehmer, Franz (dieser Name wurde genau wie die weiter unten angeführten geändert) ein, der bis dahin mehr oder weniger geschwiegen und nichts von sich erzählt hatte. Von verschiedenen Teilnehmern wurde ihm dieses Schweigen mit der Begründung vorgeworfen, dass dies die anderen hemmen würde, mehr von sich zu zeigen. Eine Frau brachte diesen Vorwurf auf den Punkt, indem sie äußerte: »Es ist so, als ob wir uns alle mehr oder weniger ausziehen würden, nur du bleibst – wie ein nur zuschauender Voyeur – in Anzug und Krawatte und hinderst uns dadurch, noch mehr von uns zu zeigen! Solange du nicht mehr von dir erzählst, werde ich auch nichts mehr sagen!« Da sich ein Großteil der Gruppe an diesen Angriffen beteiligte und relativ lange um Franz kreiste, der weiterhin – jetzt aber hilflos – schwieg, nahm ich an, dass er etwas repräsentierte, was mehr oder weniger alle betraf. Um dieses »etwas« bewusst zu machen und auch, um zu verhindern, dass Franz immer mehr in der Omegarolle fixiert wurde, intervenierte ich, indem ich in etwa Folgendes sagte: »Könnte es sein, dass das große Interesse, das Franz mit seinem Schweigen in der Gruppe auslöst und das Ihn-Bedrängen, doch mehr von sich zu zeigen, damit zusammenhängt, dass er mit diesem Verhalten sozusagen ein Alibi für andere liefert, sich bedeckt zu halten – gerade jetzt, wo wir möglicherweise an einer Stelle im Kurs angelangt sind, die, wenn wir weitergehen würden, mehr Intimität und Offenheit von jedem von uns fordern würde? Es geht doch jetzt nach meinem Empfinden für uns alle um die Frage, wie viel Vertrauen habe ich zur Gruppe, was will, was kann ich hier von mir zeigen, ohne Gefahr zu laufen, verletzt oder zumindest nicht akzeptiert zu werden? Solange wir Franz als Sündenbock für unsere eigenen Ängste benutzen können, solange brauchen wir uns diese nicht bewusst zu machen oder gar uns ihnen zu stellen.« Diese Bemerkung meinerseits löste zunächst betretenes Schweigen in der Gruppe aus, bis dann Elisabeth, die bisher in der Beta-Rolle gewesen war und sie auch an dieser Stelle wieder ausübte, äußerte: »Ja, das ist wahr, wenigstens für mich. Es ist einfacher, Franz zu bekämpfen, als sich mit der eigenen Unlust, sich mehr einzubringen, beschäftigen zu müssen!« Auf meine zwar an alle, aber mit Blickkontakt speziell zu Franz gerichtete Frage, was denn passieren könne, wenn man mehr als bisher oder überhaupt Wesentliches von sich zeigen würde, antwortete dieser, indem es nur so aus ihm heraussprudelte: »Man könnte verlacht, verletzt, ausgenutzt, bloßgestellt werden, als schwach oder dumm erscheinen, und was weiß ich noch alles!« Diese Äußerung sorgte nicht nur für Mitgefühl und Akzeptanz in der Gruppe, sondern auch dafür, dass sich die anderen Gruppenmitglieder ebenfalls mit ihren Befürchtungen und den eventuell gemachten bedrohlichen Erlebnissen, die sich hier wiederholen könnten, auseinandersetzten.

Ich habe diese Fallvignette gewählt, weil sie mehreres illustriert. Zum einen die Aufgabe der Gruppenleitung, sich immer dann, wenn sich eine Gruppe relativ lange auf ein Gruppenmitglied und die von ihm agierte Thematik einschießt, die Frage zu stellen, für welche in der Gruppe vorherrschende, aber (noch) nicht bewusste Einstellung und Thematik dieses Gruppenmitglied gerade steht. Wenn es gelingt, diese Frage mithilfe der Gruppe zu beantworten, ist ein wesentlicher Entwicklungsschritt getan. Zum anderen verweist dieses Beispiel aber auch auf die Notwendigkeit, Omega-Figuren zu schützen und dafür zu sorgen, dass sie wieder in die Gruppe integriert werden können – gerade dadurch, dass aufgewiesen wird, dass diese etwas leben, was in allen ist. Und zum Dritten zeigt diese kleine Fallschilderung die wechselseitige Bedingtheit von mehreren Rollen, die erst in ihrem Zusammenspiel etwas Neues ermöglicht haben: von Omega (von Franz repräsentiert), von Alpha (in diesem Fall von mir eingenommen), von Beta (von

Elisabeth ausgeführt) und von den verschiedenen Gammas (die meisten übrigen Gruppenmitglieder, die die Rolle der Normenhüter übernommen haben).

Nach diesem Beispiel, in dem ich mit meinem Verhalten – auch rückblickend – einverstanden bin, möchte ich eines anführen, in dem ich weniger mit mir zufrieden bin. Es geht um meinen Umgang mit einer anderen Form von Omega, mit der eines Gruppenclowns.

> In einem Curriculum für angehende Psychiatriepfleger hatte ich eine Sequenz übernommen, die über drei Tage dauerte und in der ich den Teilnehmern eine Einführung in die TZI und die möglichen Entwicklungsphasen einer Gruppe vermitteln sollte. Die Gruppe zeichnete sich zum einen dadurch aus, dass sie eine »Muss-Gruppe« war, und zum anderen dadurch, dass sie schon fast zwei Jahre zusammen war, sodass sich die Rollen der einzelnen Teilnehmer schon entwickelt und gefestigt hatten. Das Interesse, das die Mitglieder der von mir vertretenen Thematik entgegenbrachten, war unterschiedlich: von groß über mäßig bis gering. Schon in der ersten von mir geleiteten Einheit fiel mir ein ca. 40-jähriger Mann auf, Otto, der ständig Seitengespräche mit seinem Nachbarn führte. Von mir darauf angesprochen und aufgefordert, seine Beiträge doch laut einzubringen, äußerte er nur, das sei nicht für die Allgemeinheit bestimmt gewesen und außerdem hätte er auch nur einen Witz erzählt. Diese Antwort löste in der Gruppe eher Heiterkeit, bei mir eher Ärger aus. Mein Ärger steigerte sich, als er im weiteren Verlauf anfing, lautstark irgendwelche (wie ich fand) dummen Sprüche oder alberne, selbst verfasste Reime vorzutragen, so zum Beispiel: »Ruth Cohn, Ruth Cohn – ja wer kennt die denn schon?« oder: »Die TZI, die TZI, die ist bald dahie!« Einige Gruppenmitglieder reagierten mit Lachen, andere – zu denen auch ich gehörte – waren sichtlich genervt. Bei mir kam überdies noch die Befürchtung hinzu, dass mir die Führung der Gruppe entgleiten könnte, wenn es mir nicht gelänge, Otto zu stoppen. Rückblickend meine ich, dass ich mir und der Gruppe die Frage hätte stellen sollen, wie es ihr denn mit dieser Mussveranstaltung und dem Verhalten von Otto ergehe, und ob es sein könne, dass er für all jene, die keine Lust auf diese Veranstaltung hätten, eine willkommene Abwechslung darstellte. Stattdessen forderte ich irgendwann Otto ziemlich gereizt und autoritär auf, entweder seinen Mund zu halten oder aber den Kurs zu verlassen. Ich hätte jedenfalls keine Lust, die Gruppe und mich dauernd von ihm stören zu lassen. Zu meiner eigenen Überraschung schwieg Otto daraufhin eingeschüchtert und verlegen und dies tat er bis zum Ende des Kurses. Ich hatte zwar erreicht, was ich vordergründig wollte, nicht aber Interesse an Ottos

Haltung und an dem seiner Gefolgsleute gezeigt. Im Folgenden bildeten sich zwei Untergruppen, was vor allem in den Pausen zu beobachten war; es gab einige, die sich um Otto scharten, andere scharten sich um mich. Diese Aufspaltung der Gruppe wurde bis zum Schluss aufrechterhalten. Während die eine Untergruppe (die um Otto) sich eher passiv verhielt, beteiligte sich die andere – vielleicht auch um diese Passivität auszugleichen – besonders aktiv und kooperativ.

Hier noch die Fallvignette eines Teilnehmers, dessen Wahrnehmung der Omega-Funktion am ehesten mit dem Begriff »Hofnarr« zu umschreiben ist.

Sie ereignete sich in einem Methodenkurs. Ein Teilnehmer, Martin – von Beruf Germanist –, zeichnete sich von Anfang an dadurch aus, dass er meistens schwieg und insgesamt eine randständige Position in der Gruppe innehatte. Hin und wieder allerdings brachte er ein zur Thematik der gerade ablaufenden Ereignisse mehr oder weniger passendes Zitat aus der Literatur, das meist Heiterkeit auslöste, manchmal aber auch zu einer Entschärfung der Situation beitrug. Ein Beispiel hierfür: Ein bislang sehr dominantes Gruppenmitglied wurde von einer Untergruppe von eher schwachen Gruppenmitgliedern wegen seiner Dominanz angegriffen. Als die Situation an Schärfe und gegenseitiger Aggression zunahm, brachte Martin ein Zitat aus *Wilhelm Tell* ein, das eine adäquate, humorvoll vorgetragene Deutung der Situation war und eine spürbare Entspannung auslöste: »Verbunden werden auch die Schwachen mächtig, der Starke ist am mächtigsten allein.« Martin wechselte in diesem Moment von einer Außenseiterposition in eine Führungsrolle, denn er nahm mit diesem Zitat entscheidend Einfluss auf den folgenden Prozess.

Abschließend noch ein Beispiel, das die Wechselwirkung zwischen der Gruppenleitung und einem permanent störenden und entsprechend irritierenden Gruppenmitglied aufzeigt.

Bereits in der ersten Sitzung eines Supervisionskurses fiel mir eine junge Frau, Lisa, auf, die – kaum hatte ich das einführende Thema genannt – ärgerlich mit den Augen rollte, zunächst aber noch nichts sagte, sondern brav mitmachte. Im Laufe des Kurses änderte sich dieses Verhalten. So fiel sie mir sehr oft ins Wort – manchmal schon, bevor ich meine Einführung in das Thema und die Struktur zu Ende gesprochen hatte – und äußerte, dass sie dieses Thema entweder schon oft genug im Laufe ihrer TZI-Ausbildung bearbeitet habe oder dass sie es an dieser Stelle und in dieser

Formulierung für völlig unpassend halte. Anfangs ging ich noch auf sie ein, fragte nach, was sie daran störe, was sie eventuell anders haben wolle, auch wie es der Gruppe mit meinem Thema und Lisas Einwänden erge-he etc., doch kam von Lisas Seite dann meist nur, ich solle es vergessen, es passe eben einfach nicht. Die Gruppenteilnehmer hingegen äußerten überwiegend, dass sie sich gut mit dem gesetzten Thema und der Struktur anfreunden könnten. Seltsamerweise machte Lisa – nach dem Äußern ihrer Kritik und dem Anhören der Meinung der anderen – dann doch meistens mit. Als ich sie einmal, nachdem sie ein anderes Gruppenmitglied in ähnlich aggressiv-herabsetzender Weise wie mich angegriffen und ständig unterbrochen hatte, relativ scharf aufforderte, sie solle dieses erst einmal ausreden lassen, verteidigten sie – zu meinem Erstaunen – zwei gut positionierte Männer und kritisierten mich für den Inhalt und den Ton meiner Worte. Erst allmählich verstand ich, dass Lisa von den meisten Gruppenmitgliedern als schwach und hilfsbedürftig wahrgenommen und von daher geschont und teilweise sogar beschützt wurde. In den Pausen allerdings kreisten die Gespräche oft um sie, auch darum, dass sie als störend und eigentlich nicht in die Gruppe passend erlebt wurde, doch in den Sitzungen sagte niemand etwas. Auch ich, die ich zunehmend genervt und innerlich aggressiv auf Lisa reagierte, ging dazu über, sie reden zu lassen und einfach zu ignorieren. Ich tat dies aus mehreren Gründen. Zum einen wollte ich ihr nicht immer wieder und letztlich vergeblich Platz und Raum einräumen und den anderen damit wegnehmen, zum anderen aber gab ich zunehmend die Hoffnung auf, sie noch integrieren zu können, zum Dritten aber hatte ich – ich muss es ehrlichkeitshalber gestehen – keine Kraft und auch keine Lust mehr, mich immer wieder mit ihr zu beschäftigen. Und schließlich und endlich spielte auch eine Rolle, dass ich in jenem Kurs in sehr schlechter körperlicher Verfassung war, ich hatte große Rückenschmerzen und musste ständig Schmerzmittel nehmen. Ich scheute die Auseinandersetzung aus zwei Gründen: Erstens fürchtete ich, dass sich mein angestauter Ärger heftig und unter Umständen auch unkontrolliert Bahn brechen könnte, und zweitens fürchtete ich, dass ich einer vermutlich aggressiven Auseinandersetzung und eventuellen Angriffen der gesamten Gruppe – oder zumindest eines Teils der Gruppe – nicht standhalten könnte, auch dazu fehlten mir zu jener Zeit die Kraft und der Mut. Natürlich geriet ich durch dieses Verhalten mit meinem eigenen Gruppenleiterideal in Konflikt, denn ich war mir durchaus bewusst, dass mein Verhalten nicht optimal war, dass ich einem Konflikt aus dem

Weg ging und es damit unter Umständen versäumte, die Thematik, die Lisa verkörperte, zu verstehen und zu nutzen – nämlich die Kritik an der Leitung, die möglicherweise auch andere Gruppenmitglieder hatten, die mich aber vielleicht aufgrund meiner sichtbaren Rückenschmerzen schonten. Auch gab ich sicherlich kein Modell für Konfliktbewältigung ab und trug nicht dazu bei, dass sich Lisa mehr darüber im Klaren werden konnte, was sie eigentlich für ein Problem hatte und – von Anfang an – mit meiner Person verband und an ihr bekämpfte. Ich tröstete mich damit (vielleicht sind das auch Rationalisierungen), dass zum einen die Gruppe arbeitsfähig blieb und gut gestimmt war, zum anderen, dass letztendlich auch Lisa immer wieder mitmachte, und zum Dritten, dass ich auch mir selbst und meinem eigenen Kräftepotenzial gegenüber Verantwortung trug.

I.3.4 Umgang der Leitung mit der Omega-Rolle

Abschließend zu dieser Thematik möchten wir noch einige Überlegungen in Bezug darauf anstellen, ob die Gruppenleitung auf das oftmals provozierende Verhalten der Gruppenmitglieder, die Omega-Funktionen übernehmen, eingehen soll oder nicht.

Unseres Erachtens sollte die Leitung dann steuernd eingreifen, wenn der Träger der Omega-Funktion

- etwas verkörpert, das einen wichtigen und bislang verdrängten oder vernachlässigten Beitrag zum gesamten Gruppengeschehen liefert,
- den Arbeitsprozess der Gruppe dauerhaft stört,
- droht, aus der Gruppe herauszufallen oder ausgestoßen zu werden,
- die Leitung derart stört, dass ihre eigene Arbeits- und Leitungsfähigkeit beeinträchtigt wird.

Die Leitung sollte hingegen zurückhaltend agieren und den Prozess zunächst der Selbststeuerung der Gruppe überlassen, wenn

- die Gruppenmitglieder durch die Übernahme der Omega-Funktionen die Entwicklung der Gruppe voranbringen,
- Gruppenmitglieder durch ihr permanentes Stören die Aufmerksamkeit ständig und immer wieder auf sich ziehen möchten, obwohl schon wiederholt auf sie eingegangen wurde; durch eine deutliche Reaktion würde man unter Umständen dieses Verhalten belohnen und damit verstärken,

- die Gruppe selbst imstande ist, das Potenzial, das Omega unter Umständen verkörpert, zu verstehen, zu nutzen und zu integrieren,
- sich die Leitung – aus welchen Gründen auch immer – der Auseinandersetzung nicht gewachsen fühlt.

Da wir im Folgenden die Gestaltung von Gruppenprozessen mithilfe der TZI beschreiben, stellen wir eine Darstellung der Geschichte und des Konzepts der TZI allen weiteren Schilderungen von Gruppenphänomenen (vgl. Kap. III. und IV.) voran.

II. Die Themenzentrierte Interaktion (TZI)

Um verständlich zu machen, wie wir Gruppenprozesse gestaltet haben und mit den Figur-Hintergrund-Phänomenen (III.) und den Entwicklungsphasen (IV.) einer Gruppe umgegangen sind bzw. wie wir uns vorstellen, dass diese begleitet, gefördert und gesteuert werden können, möchten wir eine ausführliche Schilderung des Konzepts der TZI voranstellen.

Wir beginnen mit der Biografie ihrer Gründerin, Ruth Cohn. Ohne den speziellen Verlauf ihres Lebenswegs hätte sie wohl nie die TZI in der vorliegenden Form entwickelt. Deshalb erscheint es uns wichtig und für ein vertieftes Verständnis unerlässlich, an dieser Stelle die Stationen ihres persönlichen und wissenschaftlichen Lebens nachzuzeichnen (vgl. A. Rubner, 2012).

II.1 Biografie von Ruth Cohn

Ruth Cohn gilt als eine der bedeutendsten Vertreterinnen der Humanistischen Psychologie. Sie wurde 1912 in Berlin geboren und wuchs als Tochter jüdischer Eltern wohlbehütet in einem gutbürgerlichen Elternhaus auf. Sie studierte zunächst Nationalökonomie und Psychologie an der Universität Heidelberg und der Friedrich-Wilhelm-Universität in Berlin. Früh schon hatte sie die Menschenverachtung und die Gefahren erkannt, die von den in den 1930er Jahren immer stärker werdenden Nationalsozialisten ausgingen und war 1933 in die Schweiz geflohen. Dort ließ sie sich bei Medard Boss zur Psychoanalytikerin ausbilden und studierte gleichzeitig noch Pädagogik, Theologie, Literatur und Philosophie an der Universität Zürich. Die Auseinandersetzung mit den Gräueln, die das Nazi-Deutschland beging, und die Erkenntnis der Verführbarkeit des einzelnen

Menschen und der Massen waren entscheidende Voraussetzungen für die später von ihr entwickelte Methode der TZI. Das Spezifische der TZI ist, dass ihre Methode auf einer präzisen, wertebetonten Axiomatik aufbaut mit dem zentralen Anliegen, die Verantwortung des Menschen im Umgang mit sich selbst, mit anderen und mit seiner Umwelt bewusst zu machen und zu fördern.

Ihre eigene Analyse und die Auseinandersetzung mit dem Konzept der Psychoanalyse ließen in ihr die Hoffnung wachsen, »dass die Psychoanalyse den Anbruch eines neuen menschlicheren Zeitalters bedeuten würde, weil die vertiefte Selbsterkenntnis, die die Psychoanalyse ermöglicht, Wege zur besseren Selbstleitung und neue Erziehungsmöglichkeiten eröffnen kann« (Cohn & Farau, 1984, S. 216).

1941 verließ Ruth Cohn mit Mann und Kind die Schweiz und baute sich – gegen viele Widerstände, weil sie keine Medizinerin war und als Psychologin vom »New York Psychoanalytic Institute« keine Arbeitserlaubnis bekam – zunächst eine Existenz als Kinder- und Jugendtherapeutin auf (erst später durfte sie als Psychoanalytikerin auch Erwachsene behandeln). Wegen ihrer schon früh erwachten gesellschaftstherapeutischen Intentionen erschien ihr alsbald die Couch als »zu klein« (»Die Couch ist zu klein« – so lautete ihr Vorschlag für den Titel des Buches, den der Klett-Verlag dann umwandelte in: *Von der Psychoanalyse zur Themenzentrierten Interaktion*, 1975). Sie suchte nach Möglichkeiten, mehr Menschen, als es die Zweiersituation der Psychoanalyse vermag, zu erreichen. Insofern fielen die in den 50er Jahren in den USA aufkommenden Methoden der Gruppentherapie und der Humanistischen Psychologie bei ihr auf fruchtbaren Boden.

In den USA absolvierte sie eine Ausbildung in Gruppentherapie bei Pionieren wie Asya Kadis, Sandy Flowermann und Alexander Wolf. Sie hatte Kontakt zu Fritz und Laura Perls (bei Fritz Perls durchlief sie von 1965–1966 eine Ausbildung zur Gestalttherapeutin), zu Kurt Goldstein, Theodor Reik, Frieda Fromm-Reichmann und Erich Fromm. Sie lernte George Bach, Carl Rogers, Virginia Satir, Albert Ellis, Alexander Lowen und die »Experientalisten« Carl Withaker und John Warkentin kennen. Die von den beiden letzteren auf den Grundlagen der Humanistischen Psychologie entwickelte Methode der »experiental therapy« (in deutscher Übersetzung: »Erlebnistherapie«) beeindruckte Ruth Cohn so sehr, dass sie sich eine Weile dieser Richtung zugehörig fühlte (Hecker, 2009, S. 41). Die »Sicht- und Handlungsweisen« der Erlebnistherapie, in der sie »keine Abwendung von Freud, sondern die Weiterentwicklung seiner Methode« sieht (Cohn, 1975, S. 86), gehen »nahezu lückenlos in das Selbstverständnis und die Prinzipien der Themenzentrierten Interaktion ein« (Johach, 2009, S. 279).

1968 betrat Ruth Cohn zum ersten Mal wieder europäischen Boden. Sie war zum vierten Internationalen Gruppenpsychotherapie-Kongress nach Wien eingeladen, wo sie auch zum ersten Mal wieder die deutsche Sprache verwendete. Es folgten weitere Einladungen zu verschiedenen Kongressen (so z. B. 1970 zu den Lindauer Psychotherapiewochen), an denen sie jeweils ein lebhaftes Interesse für die TZI wecken konnte. Sie begann, TZI-Workshops und -ausbildungen in Europa abzuhalten, denn hier war das Echo auf ihre Methode vielfacher und größer als in den USA. Anfangs waren es vor allem Psychoanalytiker, die ihre Seminare besuchten, später folgten dann Menschen aus anderen therapeutischen Richtungen und aus theologischen, pädagogischen und beratenden Berufen. Die TZI hat inzwischen auch in Form von Personal- und Organisationsentwicklung Eingang in die Wirtschaft gefunden.

Allmählich wurde Ruth Cohn klar, dass sie auf Dauer nicht den Spagat zwischen Amerika und Europa halten könnte, und sie entschied sich, ihren Wohnsitz im Berner Oberland auf dem Hasliberg aufzuschlagen.

1979 wurde ihr die Ehrendoktorwürde der Psychologischen Fakultät der Universität Hamburg verliehen und 15 Jahre später die des Instituts für Psychologie der philosophisch-historischen Fakultät der Universität Bern. Ende der 1990er Jahre zog Ruth Cohn nach Düsseldorf, zu ihrer Freundin und Kollegin Helga Hermann. Hier starb sie im Alter von 98 Jahren am 30. Januar 2010.

Aus der Darstellung des Lebensweges von Ruth Cohn und ihrer Begegnungen mit bedeutenden amerikanischen Psychotherapeuten wird deutlich, mit welchen politischen, gesellschaftlichen, geistesgeschichtlichen und therapeutischen Strömungen sie zeit ihres Lebens konfrontiert war und welche sie davon in die TZI eingebaut hat. Aus Europa kommend, von den Erfahrungen mit dem Nationalsozialismus geprägt und dann in den USA lebend, ist es ihr gelungen, eine Synthese aus europäischem und amerikanischem Gedankengut und aus verschiedenen wissenschaftlichen Disziplinen herzustellen und daraus die TZI zu entwickeln.

Darüber hinaus vertritt Ruth Cohn eine »Gemeinschaftspädagogik« bzw. einen gesellschaftstherapeutischen Anspruch. Ausgehend von der Not des 20. Jahrhunderts, die ihren schrecklichsten Niederschlag im Nationalsozialismus und im Zweiten Weltkrieg gefunden hat, fordert Ruth Cohn »Ehrfurcht vor allem Leben«, seinem Wachstum und seinem Vergehen (vgl. das philosophisch-ethische Axiom – dazu Kap. II.3.1.), Achtung vor der Würde der einzelnen Person, vor ihren Gruppierungen und – letztendlich – vor der Gemeinschaft allen Lebens und seiner Verflechtungen mit der Umwelt und dem Universum. Es gilt – immer wieder aufs Neue – Bedrohungen und Gefahren nicht zu verdrängen, sondern sie bewusst wahrzunehmen, sie zu reflektieren und Konsequenzen zu ziehen.

II.2 Die Grundlagen der TZI

Ohne die Darstellung der Grundlagen der TZI kann ihr Handlungskonzept nicht verstanden werden.

II.2.1 Humanistische Psychologie

Es sind die folgenden zentralen Anliegen und Erkenntnisse der Humanistischen Psychologie, die Ruth Cohn angesprochen haben und die sie in das Konzept der TZI eingearbeitet hat: Im Mittelpunkt stehen

- die Person als psychosomatische und psychosoziale Einheit mit ihrem Erleben im Hier und Jetzt,
- das Streben nach lebenslangem Lernen und nach Selbstverwirklichung,
- die Betonung des Wertes und der Würde des Menschen,
- die Sicht auf die Ressourcen und die kreativen Möglichkeiten des Menschen,
- die Forderung nach gleichrangigen bzw. gleichwertigen sozialen Beziehungen – auch im therapeutischen Raum –, die getragen sein sollen von gegenseitigem Respekt und allseitiger Authentizität.

II.2.2 Psychoanalyse

Ruth Cohn hat in der Themenzentrierten Interaktion die Anliegen und Erkenntnisse der Humanistischen Psychologie mit jenen der Psychoanalyse verbunden.

> »Die Intensivierung persönlicher Kommunikation und unmittelbarer Begegnung ist die Fortführung der Auffassung Freuds von Übertragung und Gegenübertragung als aktive Elemente der Vergangenheit in der Gegenwart« (Cohn, 1975, S. 87).

Die Entdeckung Freuds, dass der Einzelne nicht als vereinzelte Einheit, sondern als Teil und Ausdruck seiner Beziehungen zu seiner Umwelt zu betrachten ist, hat Harry Stack Sullivan in seiner interpersonellen Beziehungstheorie aufgegriffen und in seiner Konzeption des nicht-neutralen, sondern empathischen Therapeuten weiterentwickelt. Für ihn ist der Therapeut »ein partizipierender Beobachter« (Sullivan, 1947, S. 347). Ruth Cohns Konzept der »partizipierenden Gruppenleitung« geht unmittelbar auf die Einflüsse von Harry Stack Sullivan zurück, aber auch auf andere Erfahrungen, die sie mit Gruppenpsychoanalytikern gemacht hat, die von ihrer neutral-abstinenten Haltung hin zur existenziellen Partnerschaft mit ihren Patienten übergegangen sind.

Wenn Ruth Cohn immer wieder fordert, dass es um Werte gehen muss (Cohn, 1989), und das heißt für sie, sich dafür einzusetzen, dass es in dieser Welt weniger Angst und Elend, weniger Einsamkeit und Erniedrigungen gibt, dann findet auch diese Forderung ihren Vorläufer bei einem Psychoanalytiker, nämlich bei Alfred Adler. Es war Adler, der als erster Tiefenpsychologe Ethos und Pädagogik in die therapeutische Arbeit einbezogen hat, und der die analytische Arbeit weitergeführt hat hinein ins Gesellschaftliche – bis hin zur Entwicklung des Begriffs des »Gemeinschaftsgefühls« (Adler, 1920). Sein Einfluss wurde allerdings oft übersehen, zunächst auch von Ruth Cohn selbst. Sie nahm Adlers Schriften erstmals – wie sie selbst zugibt – in die Hand, als sie zusammen mit Alfred Farau, einem Adlerianer, die *Gelebte Geschichte der Psychotherapie* geschrieben hat (Cohn & Farau, 1984, S. 442).

Die zunächst in psychoanalytischen Gruppen gesammelte Erfahrung, dass es möglich ist, durch Echtheit und durch einen offenen und verantwortungsvollen Gefühlsaustausch eine vertrauensvolle Gruppenatmosphäre herzustellen, ließ Ruth Cohn folgern, dass diese Phänomene auch in nicht-therapeutischen Arbeitsgruppen zu fördern und zu nutzen seien. Die TZI versucht mit ihrer gruppenpädagogischen Methodik jene Bedingungen herzustellen, die ein vertrauensvolles und kooperatives Miteinander ermöglichen.

II.2.3 Pädagogik

Die pädagogischen Grundlagen, die später in das Konzept der TZI eingeflossen sind, wurden bei Ruth Cohn – biografisch gesehen – schon früh gelegt (vgl. Reiser, 2009, S. 44ff.). Sie absolvierte während ihrer Ausbildung zur Psychoanalytikerin in Zürich ein Praktikum in einem Kindergarten – mit der Absicht, sich ihre erwachsenen Patienten besser als Kinder vorstellen zu können. Sie behielt »als bleibende Erinnerung« an diese Zeit »den Widerspruch zwischen äußerer Ordnung und innerem Ordnungssinn« (Reiser, 2009, S. 43f.). Die zweite wichtige Station in der Beschäftigung mit Pädagogik war ihre Rolle als Mutter, in der sie – wie sie selbst bemerkt – sehr viel von ihren eigenen Kindern gelernt hat. Da sie als Psychologin zunächst in den USA keine Erlaubnis erhalten hatte, Erwachsene zu therapieren, sondern »nur« mit Kindern arbeiten durfte, arbeitete sie als »Student teacher« in dem berühmten Lehr- und Lerninstitut der »Bankstreet School«. Dort fand sie die Grundlage für ihre spätere pädagogisch-therapeutische Arbeit. Ihre Jahre später erfolgende Mitarbeit in der Ausbildung von angehenden Psychoanalytikern ließ ihr pädagogisches Interesse und ihr Gespür für Erziehen und Lehren weiter wachsen. Schließlich war es ein im Jahr 1953 begonnenes Ausbildungsseminar für Psychoanalytiker zum Thema der »Gegenübertragung«, das als die Geburtsstunde der TZI betrachtet werden kann. Sie selbst beschreibt ihre damalige Vorgehensweise und das, was sie dadurch entdeckt hat, wie folgt:

> »Ich förderte den Abbau von Angst vor Gegenübertragung, indem ich den Workshop mit einem eigenen Gegenübertragungsproblem einleitete. Die Methode erwuchs im Prozess. Wir entdeckten z.B., dass sich die in freien Assoziationen vorgetragenen Schwierigkeiten zwischen Patient und Therapeut in den Beziehungen zwischen den Gruppenmitgliedern und dem referierenden Therapeuten widerspiegelten. Diese wurden zum Gruppenproblem, das entwirrt und verstanden werden konnte. Thema, Gruppe und Person waren mir gleichwichtig« (Cohn, 1979, S. 874f.).

Das Gruppenmodell der TZI – das Vierfaktorenmodell (grafisch dargestellt als gleichseitiges Dreieck im Kreis bzw. als Tetraeder) – wirft hier bereits seine Schatten voraus (ausführlich wird dieses unter II.3.2. besprochen).

Später – nach ihrer endgültigen Rückkehr nach Europa (1974) – hat Ruth Cohn jahrelang in einem internationalen Landschulheim (in der Ecole d'Humanité in Goldern auf dem Hasliberg in der Schweiz) in der Supervision von Lehrern und in der Unterstützung von Schulentwicklung gearbeitet.

Das Angebot der TZI an die Pädagogik gründet auf der »Idee der gegenseitigen Durchdringung von Autonomie und Interdependenz als Motor der Entwicklung« (Reiser, 2009, S. 46). Die TZI stellt die intrapsychische und die interaktionelle Selbstregulation ins Zentrum ihres als reformpädagogisch zu bezeichnenden Konzepts. Ruth Cohn will die Wahrnehmungs- und die Entscheidungsfähigkeit des Individuums schärfen, indem sie – im Chairperson-Postulat – einen bewussten Blick nach innen und nach außen fordert, um dann die Entscheidung für eine bestimmte Handlung zu fällen.

II.2.4 Philosophie

Im Chairperson-Postulat sind auch Niederschläge der Existenzphilosophie erkennbar, denn es bestehen unmittelbare Parallelen zur Auffassung Sartres, dass jeder Mensch Verantwortung trägt – sowohl für sich selbst als auch für andere. Das dialogische Prinzip Martin Bubers und seine Philosophie der Begegnung gehören ebenso zum philosophischen Hintergrund der TZI wie der Holismus Kurt Goldsteins, der sich im holistischen Menschenbild der TZI wiederfindet (vgl. Kroeger, 1973). Auch die Frankfurter Schule mit ihrer Kritischen Theorie (Stollberg, 2009, S. 54) dürfte Ruth Cohn in ihrem Denken beeinflusst haben.

Es ist das große Verdienst von Ruth Cohn, viele unterschiedliche Strömungen aus der Psychoanalyse, der Humanistischen Psychologie, der Pädagogik und der Philosophie im Konzept der TZI zusammengefasst zu haben.

Das Konzept der TZI beinhaltet eine bestimmte Haltung, ein Interaktions- und Gruppenmodell und eine bestimmte Methode der Gruppenleitung.

II.3 Das Konzept der TZI

Die Themenzentrierte Interaktion (TZI) entfaltet auf der Basis von anthropologischen Grundannahmen und einer bestimmten Werteaxiomatik und aus der Zusammenschau von verschiedenen wissenschaftlichen Disziplinen ein Konzept zur Selbst- und zur Gruppenleitung, das auf Persönlichkeitsentwicklung und auf effektives Lernen und Arbeiten in psychosozialen Zusammenhängen abzielt.

Der Begriff »psychosozial« bezieht gleichermaßen die Person und den Kontext, in dem sie lebt, mit ein. Das der TZI zugrunde liegende psychosoziale Verständnis der »Person in ihrer Umwelt« bzw. des »Individuums in seiner Gruppe« ist kein statisches, sondern ein dynamisches. Es beachtet das Zusammenwirken von sich ständig verändernden und sich wechselseitig bedingenden vielfältigen Einflüssen und Auseinandersetzungen auf der psychischen und der sozialen Ebene.

Bei dieser Wechselwirkung zwischen der Person und ihrer Umwelt setzt die TZI an, indem sie die Person auffordert und dafür geeignete Voraussetzungen schafft, sich der Ursachen, Absichten und Wirkungen ihres persönlichen, beruflichen und gesellschaftlichen Handelns bewusst zu werden. Erst dann kann sie im Bewusstsein dieser Abhängigkeiten entscheiden, was sie verändern möchte und kann, und was sie als gegeben annehmen sollte und muss bzw. wo und wie sie Hilfe in Anspruch nehmen will, um den Prozess der Selbstleitung oder der Einflussnahme auf ihre Umwelt verbessern zu können.

II.3.1 Die Haltung

Dem Konzept der TZI liegen Axiome zugrunde. Axiome sind nicht weiter zu hinterfragende Grundvoraussetzungen, von denen eine Theorie von vornherein ausgeht. »Es liegt am Begriff und am Gebrauch der Axiome, dass sie nicht durch eine Theorie begründet werden (können), die ihnen vorausgeht« (Cohn & Matzdorf, 1992, S. 54).

Ruth Cohn benennt drei Axiome, die der TZI zugrunde liegen. »Ohne die Anerkennung dieser Grundsätze wird TZI-Methodik zur sich selbst verneinenden Technologie« (Cohn & Farau, 1984, S. 357).

Die ethische Haltung der TZI erwächst aus den drei Axiomen. Jedes umschließt zum einen ein bestimmtes Spannungsfeld, innerhalb dessen sich unsere menschliche Existenz ereignet, und zum anderen enthält es »die entscheidenden Voraussetzungen für die gruppentherapeutische und -pädagogische Intention der TZI« (Cohn & Farau, 1984, S. 357ff.).

Das erste Axiom, das existenziell-anthropologische Axiom, lautet: »Der Mensch ist eine psycho-biologische Einheit und ein Teil des Universums. Er ist darum gleicherweise autonom und interdependent. Die Autonomie des Einzelnen ist umso größer, je mehr er sich seiner Interdependenz mit allen und allem bewusst wird« (Cohn & Farau, 1984, S. 357).

Dieses Axiom beleuchtet das Spannungsfeld zwischen Autonomie und Interdependenz. »Menschliche Erfahrung, Verhalten und Kommunikation unterliegen interaktionellen und universellen Gesetzen. Geschehnisse sind keine isolierten Begebenheiten, sondern bedingen einander in Vergangenheit, Gegenwart und Zukunft« (Cohn, 1975, S. 120). Der Mensch ist immer selbstständig und abhängig zugleich. Er ist autonom, da er sich selbst steuert und selbst entscheidet. Gleichzeitig aber ist er interdependent, denn er steht und lebt in vielfältigen und wechselseitigen Abhängigkeiten. Je mehr sich der Einzelne dieser Abhängigkeiten bewusst wird, umso größer wird seine Autonomie.

Das zweite Axiom, das philosophisch-ethische Axiom, formuliert Ruth Cohn (Cohn & Farau, 1984, S. 338) wie folgt: »Ehrfurcht gebührt allem Lebendigen, seinem Wachsen und Vergehen. Respekt vor dem Wachstum bedingt bewertende Entscheidungen.« Die »bewertenden Entscheidungen« haben als Parameter die Werte der jüdisch-christlich-humanistischen Tradition. Das Spannungsfeld besteht zwischen der Ehrfurcht und der Achtung meinem eigenen Leben gegenüber und der gleichwertigen und gleichzeitigen Berücksichtigung anderen Lebens (der Menschen, der Tiere, der Pflanzen). Der Mensch hat einerseits die Freiheit, andererseits die Verpflichtung, Entscheidungen auf der Grundlage dieser Werte zu treffen.

Das dritte Axiom, das pragmatisch-politische Axiom lautet: »Freie Entscheidung geschieht innerhalb bedingender innerer und äußerer Grenzen; Erweiterung dieser Grenzen ist möglich« (Cohn & Farau, 1984, S. 358).

Das heißt, dass menschliche Entscheidung im Spannungsfeld zwischen Freiheit und Bedingtheit geschieht. Einerseits entscheidet der Mensch frei, andererseits bestehen bedingende innere und äußere Grenzen für diese Entscheidungen. Eine Erweiterung dieser Grenzen ist dadurch möglich, dass sie bewusst wahrgenommen und erlebt werden. Diese Bewusstmachung ist die Voraussetzung dafür, dass sie überschritten werden können.

Das dritte Axiom schafft nach Ruth Cohn »die Voraussetzung für gesellschaftspädagogische und -therapeutische Ansätze« (Cohn & Matzdorf, 1992, S. 64).

Ruth Cohn verbindet die drei Axiome mit der Aussage: »Bewusstsein unserer universellen Interdependenz ist die Grundlage humaner Verantwortung« (Cohn & Farau, 1984, S. 358).

II.3.2 Das Modell

Nach dem Verständnis der TZI sind es vier verschiedene Faktoren, die die Prozesse und Interaktionen in Gruppen bestimmen – ob gewollt und bewusst beeinflusst oder auch nicht:

1. die zu bearbeitende Sache, der Inhalt, die Aufgabe oder der Lernstoff, das sogenannte ES
2. jede einzelne Person mit ihrer Lebensgeschichte und ihren individuellen Anliegen, Gefühlen, Wünschen, Ängsten und Kompetenzen, das ICH
3. die Beziehungen und Interaktionen zwischen allen Beteiligten, das WIR
4. die Rahmenbedingungen, das Umfeld, innerhalb dessen die Menschen leben und agieren, der GLOBE

Diese vier Faktoren sind überall, wo Menschen miteinander leben und arbeiten, wirksam – sei es in der Familie, in Gruppen, Gremien, Klassen, Teams, Arbeitskreisen oder wo auch immer.

Als Symbol für das gleichzeitige Wirksamwerden und der wechselseitigen Abhängigkeit dieser vier Faktoren hat Ruth Cohn das Dreieck in der Kugel gewählt, das sogenannte Vierfaktoren-Modell (Cohn & Matzdorf, 1992, S. 70).

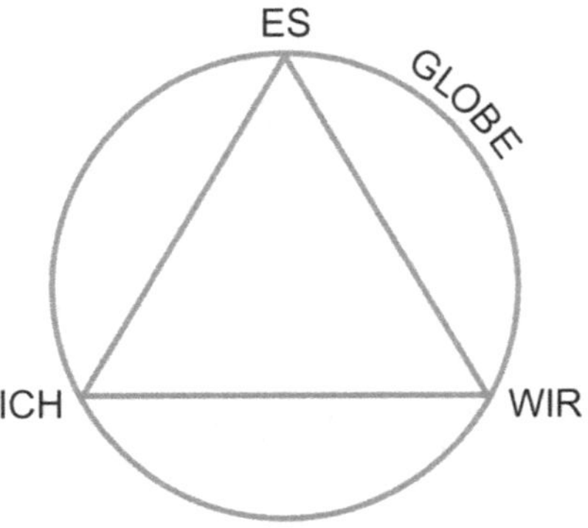

Abbildung 2: Vierfaktoren-Modell

Eine interaktionelle Gruppe arbeitet »nicht nur themenzentriert [...], sondern in gleicher Weise personen-, gruppen-, themen- und globezentriert« (Cohn & Matzdorf, 1992, S. 74). Um der Gleichgewichtigkeit der vier Faktoren Rechnung zu tragen, fordert Ruth Cohn, dass sie in dynamischer Balance gehalten werden müssen.

Dynamische Balance

In jeder aktuellen Arbeits- und Gruppensituation werden die einzelnen Faktoren hinsichtlich ihrer Intensität und ihres Umfangs unterschiedlich betont. Das Arbeitsprinzip der dynamischen Balance besagt, dass das ES, das ICH, das WIR und der GLOBE gleichermaßen Beachtung finden, in ihrer Wechselwirkung gesehen und immer wieder neu gegeneinander aufgewogen werden müssen. Die dynamische Balance steht der statischen Balance entgegen, die aufgrund ihrer Unveränderlichkeit Wachstum und Entwicklung verhindert. Jeder Verlust des Gleichgewichts birgt die Chance, Balance in neuer, veränderter und erhöhter Qualität herzustellen und damit Entwicklung und Veränderung zu ermöglichen. Das Konzept der dynamischen Balance verweist auf die Notwendigkeit, dass im Leben immer wieder auch die »andere Seite«, der Gegenpol gesehen und beachtet werden muss.

Das zentrale Instrument, mit dem die dynamische Balance zwischen ES, ICH, WIR und GLOBE immer wieder herzustellen ist, ist das Thema. Dieses setzt und verändert den jeweiligen Schwerpunkt, mit dem ein Inhalt, eine Aufgabe angegangen werden soll.

Das TZI-Thema

»Im TZI-System bedeutet ›Thema‹ das formulierte Anliegen. In einer Gruppe ist es der meist verbal formulierte Fokus der Aufmerksamkeit« (Cohn & Matzdorf, 1992, S. 78). Das formulierte TZI-Thema ist nicht zu verwechseln mit dem Faktor ES, der gemeinsamen Sache, der Aufgabe, mit der sich eine Gruppe beschäftigt und die sie verbindet. Das jeweils formulierte Thema enthält zwar ES-Anteile, es verweist aber auch auf die Rolle der anderen drei Faktoren und auf den Weg und das Ziel der jeweiligen Aufgabenbewältigung. In jedem formulierten Thema sind diese vier Faktoren unterschiedlich gewichtet.

Ruth Cohn benennt verschiedene Kriterien, die für ein adäquat formuliertes TZI-Thema gelten sollen, und beschreibt exemplarisch einige Einführungstechniken, die gewährleisten sollen, dass individuelle Zugänge zum Thema gesehen und genutzt werden können. Dadurch, dass die Leitung den Prozess, den sie selbst bei der Themenfindung durchlaufen hat, transparent macht, können die Teilnehmenden diesen nachvollziehen und das gesetzte Thema in seiner Genese und seiner Zielsetzung besser verstehen und akzeptieren. Wenn sie sehen können, dass es ihre eigenen Erfahrungen, Anliegen und Prozesse sind, die in die Themenformulierung eingeflossen sind, dann erhöht sich ihr Engagement, am gemeinsamen Anliegen mitzuwirken. Das TZI-Thema übernimmt somit einen wichtigen Teil der Leitungsfunktion, »denn es soll dem Einzelnen wie der Gruppe helfen, die Sache, um die es geht, im Auge zu behalten« (Cohn & Matzdorf, 1992, S. 79), sich für sie zu interessieren und einzusetzen.

II.3.3 Die Methode

Wer eine Gruppe nach der Methode der TZI leitet, hat die Postulate auf der Basis der Axiome zu beachten, die Merkmale der Gruppenarbeit zu steuern und bestimmte Funktionen mit einem speziellen Leitungsstil zu verbinden. Mit dieser Aufzählung beziehen wir uns auf die Zusammenstellung der Leitungsfunktionen, die Philipp Rubner aus dem TZI-Konzept abgeleitet hat (P. Rubner, 2005, S. 46).

II.3.3.1 Die Postulate

Aus den oben beschriebenen drei Axiomen sind die beiden Postulate der TZI abgeleitet, das Chairperson- und das Störungspostulat. Diese sind einerseits als Feststellungen zu verstehen, andererseits bilden sie (ergänzt durch die sogenannten »Hilfsregeln«) Kommunikations- und Handlungsanweisungen (Cohn & Farau, 1984, S. 358ff.).

Das Postulat »Sei Deine eigene Chairperson!« (Cohn & Farau, 1984, S. 359) fordert uns auf, uns unsere innere und äußere Wirklichkeit bewusst zu machen und unsere Sinne, Gefühle und Gedanken zum Verständnis unserer selbst und unserer Umwelt zu nutzen. Aufgrund dieser Bewusstwerdung und Gegenüberstellung sollen wir Entscheidungen treffen und die Verantwortung dafür übernehmen. Es gehört zur Realität menschlicher Existenz, dass die geforderte Selbstbestimmung bzw. -leitung inneren und äußeren Beschränkungen unterliegt. Nur im Austausch und in der Wechselwirkung mit diesen Bedingtheiten des menschlichen Daseins, die wir uns immer wieder aufs Neue vergegenwärtigen sollen, kann Selbstleitung und Einflussnahme geschehen.

Das zweite Postulat »Störungen und Betroffenheiten haben bzw. nehmen sich Vorrang« (Cohn & Farau, 1984, S. 360) fordert auf, Ablenkungen, Beeinträchtigungen, Stolpersteine und Hindernisse auf dem Weg zu einem – wie auch immer gearteten – Ziel als Realität anzuerkennen und nach Möglichkeiten zu suchen, sie zu lösen bzw. zu überwinden. Störquellen, die die Zuwendung zu sich selbst, zu einem Menschen, zu einer Gemeinschaft, zu einer Sache und/oder zum Umfeld blockieren, können sowohl innere Vorgänge (körperlicher, unbewusster, emotionaler oder rationaler Art), als auch äußere (physikalischer, sozialer, wirtschaftlicher, politischer, atmosphärischer Art) sein. Erst wenn diese Hindernisse beachtet und beseitigt worden sind, kann der eingeschlagene Weg weiter begangen werden. Steht die Person bzw. die Gruppe gerade vor einem Hindernis, das die weitere Entwicklung des Einzelnen, des Arbeits- oder des Gruppenprozesses blockiert, so wird dieses im Thema aufgegriffen – gemäß dem Prinzip, dass Störungen Vorrang *haben,* weil sie sich den Vorrang *nehmen.* Die Psychoanalyse hat seinerzeit dieses Vorgehen mit der Forderung nach der »Arbeit am Widerstand vor der Arbeit am Inhalt« benannt.

II.3.3.2 Merkmale der Gruppenarbeit

Eine vertrauensvolle, von gegenseitiger Unterstützung und Wertschätzung getragene Gruppenatmosphäre ist für Ruth Cohn *die* Voraussetzung für die Freude an der Arbeit, für eine positive Motivation und damit letztlich auch für eine effiziente Auseinandersetzung mit der Aufgabe und für die Entwicklung von Lösungen. Es ist Aufgabe der Leitung, Strukturen zu setzen, die dem (Gruppen-)Prozess angemessen sind und die vertrauensbildend wirken.

> »TZI-Strukturierung bedeutet: Vorplanen mit allen bekannten Fakten und Wahrscheinlichkeiten und Offensein für Wahrnehmungen im Hier-und-Jetzt des Prozesses, um notwendige Umstellungen vornehmen zu können. [...] Die Strukturbildung bzw. das Strukturieren geschieht auf allen Ebenen. Es betrifft räumliche, zeitliche, intentionale, inhaltliche und methodische Bereiche des Interaktionsgeschehens« (Cohn & Matzdorf, 1992, S. 82).

Neben dem zentralen Strukturmoment der TZI, dem Thema, wirken auch die Einführung von Kommunikationsregeln, zu denen die Postulate und sogenannten Hilfsregeln gehören, und die Auswahl der zur Anwendung kommenden Mittel und Methoden strukturierend. Bei der Planung von Strukturen hat die Leitung die Logik der Themenfolge, aber auch die Psycho-Logik des Prozesses der Teilnehmer, den Gruppenprozess als solchen, den Einfluss des nahen und fernen Umfeldes und die immer wieder herzustellende Balance zwischen diesen vier Faktoren zu beachten.

Der Begriff Prozess umfasst den Entwicklungs- und Veränderungsverlauf des Umfeldes, der Aufgabe, der einzelnen Teilnehmenden und der Gruppe als Ganzes. Jede Veränderung eines der vier Faktoren bedingt eine Gleichgewichtsverschiebung in ihrem Verhältnis zueinander, die dynamisch ausbalanciert werden soll, damit Vertrauen entstehen und wachsen kann.

Die Faktoren Struktur, Prozess und Vertrauen stehen in einer wechselseitig aufeinander bezogenen Beziehung, die Ruth Cohn so beschreibt:

> »Ich sehe also Struktur, Prozess, Vertrauen als gleichgewichtige Faktoren an, die im Zusammenleben und -arbeiten beachtet werden müssen, wobei jedoch die Beachtung von Strukturmängeln bei ungünstigen Organisationsverhältnissen Priorität verlangt. Wenn Strukturen situations- und menschengerecht sind, erhöhen sich Vertrauen und die Qualität der Prozesse eher, als wenn der Ansatz ein Versuch ist, Prozesse positiv zu beeinflussen, während Strukturen unverändert ungünstig bleiben« (Cohn & Matzdorf, 1992, S. 83).

Wenn Prozesse so geplant und gestaltet werden, dass Vertrauen entstehen kann, dann wirkt dieses wiederum auf die Strukturen, die Geschehensabläufe und die

Interaktionsebenen zurück, und diese Wirkung ermöglicht ihrerseits ein humanes Miteinander und eine konstruktive Zusammenarbeit.

Die Wechselwirkungen und Abhängigkeiten zwischen Struktur – Prozess – Vertrauen lassen sich grafisch durch folgendes Dreieck veranschaulichen (vgl. Abb. 3):

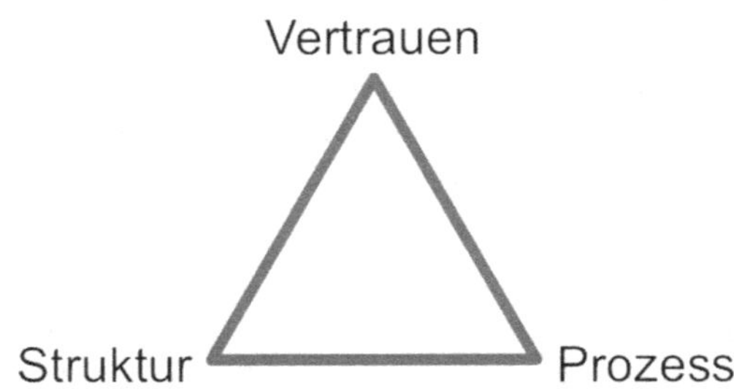

Abbildung 3: Struktur – Prozess – Vertrauen

Diese Darstellung ist eine leicht veränderte Version der seinerzeit von Ballhausen und Schulze vorgestellten Grafik (Ballhausen & Schulze, 1992, S. 137). Im Gegensatz zu dieser zeichnen wir – wie Werner Sperber (2009, S. 176) – ein gleichseitiges Dreieck, weil wir auf die Gleichwertigkeit der drei Merkmale verweisen wollen.

II.3.3.3 Leitungsfunktionen

Wesentliche Funktionen sind:

1. Auf die dynamische Balance achten

Ausgehend von der Arbeitshypothese der TZI, dass jeder einzelne Teilnehmer (ICH), die Interaktion in der Gruppe (WIR), die Arbeit an einer Aufgabe (ES) und die Einflüsse des Umfelds (GLOBE) gleichgewichtige Faktoren sind, hat die Gruppenleitung die wichtige Aufgabe, immer wieder darauf zu achten, dass sich diese vier Faktoren in dynamischer Balance befinden. Gerade dann, wenn ein Faktor aufgrund einer aktuellen Situation an Intensität und Umfang besonders betont oder vernachlässigt wird, gilt es, dafür zu sorgen, dass anschließend auch wieder die anderen Faktoren ausreichend gewichtet werden. Das dynamische Gleichgewicht zwischen den vier Faktoren ist der Kompass, an dem sich die Gruppenleitung orientieren soll.

Gelingt diese *dynamische Balance,* dann wirkt sie als Motor für lebendige Lern- und Kommunikationsprozesse. Letztere aber sind nie Selbstzweck, sondern sie dienen einer optimalen gemeinsamen Bearbeitung der anstehenden Sache, der Aufgabe – egal um welchen Inhalt es sich gerade handelt.

2. Themen finden, formulieren und einführen

Die Themenfindung beginnt bereits im Vorfeld eines Seminars bzw. einer Gruppenarbeit. Die Aufgabe der Leitung besteht zunächst einmal darin, sich gründlich mit den gesetzten Zielen und Aufgaben, der Zusammensetzung der Gruppe, den Anliegen der Teilnehmenden, den Anforderungen des Umfelds und mit ihren eigenen Absichten auseinanderzusetzen. Aus diesen Vorüberlegungen erwächst dann das Gesamtthema für die Gruppenarbeit. In deren Verlauf werden die Themen gefunden aus dem Zusammenspiel der gemeinsamen Arbeit an der Sache, den Anliegen der einzelnen Teilnehmer, der gerade vorherrschenden Gruppenphase und den Einflüssen des Umfeldes.

Da das TZI-Thema den Bogen zur zu bearbeitenden Aufgabe schlägt und Hinweise auf das Wie dieser Bearbeitung enthält, es die Kommunikation zwischen den Gruppenmitgliedern, die Aktivität des Einzelnen und der Gruppe anregt und fördert und die Einflüsse des Umfelds berücksichtigt, hat es eine entscheidende Leitungsfunktion. »Wenn das Thema, die Aufgabe von allen Ichs als eigenes Anliegen und in Bezogenheit aufeinander gewollt und getragen wird, besteht eine optimale Arbeitssituation!« (Cohn & Matzdorf, 1992, S. 72) Wegen dieser eminenten Bedeutung des Themas ist es eine der wichtigsten Funktionen der TZI-Gruppenleitung, das jeweils passende Thema zu finden, es adäquat zu formulieren und situationsentsprechend einzuführen.

Das Thema sollte so formuliert und präsentiert werden, dass das jeweilige Anliegen bearbeitungsfähig wird. Ein adäquat formuliertes Thema weckt Interesse, motiviert zum gemeinsamen Lernen und zur Mitarbeit und es konzentriert die Aufmerksamkeit und die Kräfte der Mitglieder auf die zu bewältigende Aufgabe. Das Themenformulieren, das mithilfe bestimmter Kriterien zu erfolgen hat (vgl. Cohn & Farau, 1984, S. 366f.), ist eine Kunst, eine Kunst allerdings, die geübt und erlernt werden kann.

Die Kunst eines adäquat formulierten Themas liegt darin, dass es den einzelnen Personen ihren Zugang zum Arbeitsanliegen eröffnet, es den Austausch untereinander stimuliert und deutlich macht, wo die einzelne Person bzw. die Gruppe gerade steht. In gewissem Sinne ist die Formulierung und Setzung des Themas dem der Deutung in der Psychoanalyse verwandt: Beide können immer nur ein Angebot sein und beide versuchen, das zu thematisieren, was gerade ansteht und bearbeitet werden soll. Das kann – je nachdem – die Arbeit an der Sache, am einzelnen Gruppenmitglied, an den Beziehungen der Teilnehmer untereinander, an den Umweltbedingungen oder auch die Bearbeitung einer Störung sein.

Eike Rubner hat einen Dreierschritt entwickelt, der helfen soll, Themen in diesem Sinne zu formulieren. Er benennt und beschreibt folgende »Drei Schritte zum Thema« (vgl. E. Rubner, 2009, S. 83–84):

Erster Schritt: Entwickeln eines einfachen Themensatzes, bestehend aus Subjekt – Prädikat – Objekt

Beim Entwickeln des einfachen Themensatzes für eine Sitzung wird in der umgekehrten Reihenfolge vorgegangen: Zunächst wird die Frage nach dem Objekt, also nach der Sache, um die es gehen soll, gestellt, dann die nach dem, was mit diesem Objekt geschehen soll, und erst dann wird danach gefragt, wer das tun soll, wer also das handelnde Subjekt ist.

Konkret sollen Antworten auf folgende drei Fragen gefunden werden:

- ➢ Um welchen Sachverhalt (Sache, Stoff, Inhalt) soll es in der folgenden Sitzung gehen? Für diesen Sachverhalt, das Objekt des Satzes, wird ein passendes Substantiv gesucht, das so weit gefasst ist, dass es als Dach bzw. gemeinsamer Nenner (für die verschiedenen Anliegen der Teilnehmer oder die Aspekte der Sache) fungieren kann.
- ➢ Was soll mit dem Sachverhalt geschehen? Wie und auf welches Ziel hin soll er bearbeitet werden? Für die Art und Weise, für das Tun der Bearbeitung, das Prädikat des Satzes wird ein passendes Verbum gesucht, das den Lernprozess bzw. den Problemlösungsvorgang, um den es gehen soll, erfasst und beschreibt.
- ➢ Welches Subjekt des Satzes (Personalpronomen: Ich, Wir) soll den Sachverhalt bearbeiten?

Aus Objekt, Prädikat und Subjekt wird ein einfacher Themensatz gebildet, der als Grundstock, als Gerippe dient für den folgenden zweiten Schritt.

Zweiter Schritt: Sammeln von Assoziationen zu diesem Themensatz

Alles, was einem zu diesem einfachen Themensatz in den Sinn kommt, wird ausgesprochen und festgehalten – ohne Kontrolle und Zensur.

Zum Beispiel: Sprichwörter, Stichwörter, Bilder, Wortspiele, Zitate, Buch- und Filmtitel, Märchen und andere Geschichten, Vorgänge aus Beruf und Freizeit, Privatleben und Alltag, aber auch Ereignisse aus dem bisherigen Kursverlauf und andere mehr. Die Einfälle können provokant, witzig, peppig, frech, überraschend und verblüffend sein.

Dritter Schritt: Aufbereitung zu einem anregenden Thema
Aus den gesammelten Assoziationen werden ein oder zwei der besten, spritzigsten und passendsten ausgewählt und dann mit dem korrekten, nüchternen, aber unter Umständen auch langweiligen Themensatz (aus dem ersten Schritt) »versetzt«, das heißt aufbereitet zu einem die einzelnen Teilnehmer ansprechenden und die Kommunikation in der Gruppe anregenden Thema.

Nachlese
Die Aufbereitung zu einem guten Thema ist mit dem Hobeln und Feilen vergleichbar, bei dem auch Späne abfallen. Die Assoziationen und Einfälle, die nicht zur Themenformulierung verwendet wurden, werden aufbewahrt. Diese »Späne« können Wiederverwendung in der Einführung von Themen finden, zum Beispiel kann der nüchterne Themensatz als Untertitel/Unterthema wieder auftauchen oder die spritzigen, zunächst auf der Strecke gebliebenen Einfälle können in die Themeneinführung eingearbeitet werden.

Die Themeneinführung dient dazu, die einzelnen Gruppenmitglieder abzuholen, deren Einstieg in die Aufgabe zu fördern und dazu, sich auf die Aufgabenbearbeitung zu zentrieren. Da das Thema »wie ein runder, zu erkundender Raum ist, der sehr viele Eingangstüren hat, weil es viele Wege zu ihm gibt« (Cohn & Farau, 1984, S. 365), soll die Themeneinführung den Teilnehmern helfen, ihre eigene Eingangstüre zu finden.

3. Strukturen und Methoden setzen

Die von der Leitung zu wählenden Strukturen und Methoden dienen der Themenbearbeitung und der Annäherung an die benannten Ziele. Neben dem Thema als einem zentralen Strukturmoment der TZI wirken auch die gesetzten sozialen Kompositionen, in denen die Gruppe arbeiten soll (z. B. ob im Plenum, in Kleingruppen oder in Einzelarbeit) und die Wahl der Methodik (z. B. Brainstorming, Fishbowl, Meditation, Rollenspiel) strukturgebend. Cohn grenzt die für die TZI zur Verfügung stehenden Methoden und Techniken wie folgt ein: »TZI kann alle Gruppentechniken mit einbeziehen, die ihren Axiomen nicht widersprechen und die für die jeweilige Lebens- und Arbeitsgruppensituation hilfreich sind. Die Anwendung solcher Techniken muss dem Vorhaben der Gruppe und den Vorkenntnissen, Fähigkeiten und Interessen der jeweiligen Gruppenleiter(innen) entsprechen« (Cohn & Farau, 1984, S. 369). »Übungen und Spiele sind dann TZI-adäquat, wenn sie funktional im Sinne des gegebenen Themas und der Gruppensituation entsprechend angewendet werden« (Cohn & Matzdorf, 1992, S. 81).

4. Reflektieren, planen, Ziele vereinbaren und Entscheidungsprozesse ermöglichen

Was immer in einer Gruppe geschieht, die Leitung hat stets die Aufgabe, das Geschehene zu reflektieren, das heißt, zurückzuschauen und zu verstehen, was sich gerade warum und wie ereignet hat. Aus dieser Rückschau folgt die Vorausschau: das Planen der jetzt anstehenden Vorgehensweisen, das Entwerfen von Zielen, Themen und Strukturen.

Die jeweils anzustrebenden und entsprechend verbalisierten Ziele ergeben sich aus den gerade abgelaufenen Prozessen. Sie dienen der Orientierung, dem Ausbalancieren von Ungleichgewichtigem und sie geben die Richtung an, in die der Sach- und Themenbearbeitungs-, der Gruppen- und der individuelle Entscheidungsprozess laufen sollen.

5. Kommunikationsregeln auf der Basis der Axiome und Postulate vereinbaren

Kommunikationsregeln, auf die sich eine TZI-Gruppe verständigt, werden als Hilfsregeln bezeichnet, denn sie erfüllen ihren Zweck nur so lange, als sie als relativierbare Hilfen und nicht als unumstößliche Gesetze verstanden werden. Sie sind kein Regelsystem, das mechanisch angewandt oder dogmatisch vertreten werden soll. Die von der Leitung zu gegebener Zeit eingebrachten Hilfsregeln haben die Funktion, den persönlichen Umgang mit den Axiomen und Postulaten zu stützen. Sie sind Ausdruck der Anerkennung der Axiome und stellen repräsentative Beispiele für die Operationalisierung der Postulate und Arbeitsprinzipien der TZI dar. »Weder sind sie in ihrer Formulierung an verbindliche Formen gebunden, noch der Anzahl nach beschränkt« (Cohn & Matzdorf, 1992, S. 76).

Cohn führt exemplarisch folgende Hilfsregeln auf:

> »Sei zurückhaltend mit Verallgemeinerungen. Wenn du eine Frage stellst, sage, warum du fragst und was deine Frage für dich bedeutet. Sprich für dich selbst und vermeide das Interview. Sei authentisch und selektiv in deinen Kommunikationen. Mache dir bewusst, was du denkst, fühlst und glaubst, und überdenke vorher, was du sagst und tust. Halte dich mit Interpretationen von anderen so lange wie möglich zurück. Sprich stattdessen deine Reaktionen aus. Beachte Signale aus deiner Körpersphäre, und beachte diese auch bei anderen Teilnehmern« (Cohn & Farau, 1984, S. 280; Cohn & Matzdorf, 1992, S. 76).

6. Entwicklung des Einzelnen fördern
Die Förderung der Entwicklung des Einzelnen baut einerseits auf den Axiomen und Postulaten der TZI auf, andererseits zielt sie darauf, diese zum Leben und zur Entfaltung zu bringen. Um diese Aufgaben erfüllen zu können, bedarf es eines hohen Maßes an Aufmerksamkeit, Feingefühl und an der Fähigkeit, Herausforderungen so zu setzen, dass Veränderungen und Lernprozesse in Gang gesetzt werden können.

7. Gruppenprozesse ermöglichen, begleiten und steuern
Die Entwicklung von Gruppen ist ein Prozess, der durch alle Bereiche und alle Faktoren des Gruppengeschehens beeinflusst wird und wiederum auf diese zurückwirkt. Dieser Prozess soll von der Leitung in besonderem Maße beachtet, gefördert, gesteuert und begleitet werden. Umgekehrt hat der Gruppenentwicklungsprozess unmittelbare Rückwirkung auf das Reagieren und Verhalten der Gruppenleitung (vgl. dazu Kap. IV.).

II.3.3.4 Der Leitungsstil

Wenn eine Gruppenleitung ihre Gruppe nach der Methode der TZI leiten will, dann hat sie nicht nur die genannten Funktionen zu übernehmen, sondern sie muss dies auch in einem bestimmten *Stil* tun. Dieser ist bedingt durch die Forderung von Ruth Cohn, die auf Sullivan zurückgeht, dass der Leiter kein neutraler und auch kein teilnehmender Beobachter, sondern teilnehmender Leiter und leitender Teilnehmer sein soll. Der so entstehende Leitungsstil dient der »Aufhebung hierarchischer Leiterpositionen zugunsten funktioneller Gruppenleitung und dem Abbau von autoritären und antiautoritären Rollen und Strukturen« (Cohn & Matzdorf, 1992, S. 85). Der spezielle Leitungsstil der TZI beinhaltet die Forderung nach partizipierender Leitung, nach selektiver Authentizität und nach Modellpartizipantentum.

Die Partizipierende Leitung
Das Chairperson-Postulat fordert jedes ICH zur Selbstleitung und zur Verantwortungsübernahme im Rahmen seiner jeweiligen Möglichkeiten auf. Dies gilt auch und insbesondere für das ICH der Leitung, das darüber hinaus aber auch noch die Aufgabe der Gruppenleitung mit ihren spezifischen Funktionen hat. Die Leitung ist einerseits – wie jedes andere Gruppenmitglied auch – ein Teil der Gruppe, andererseits aber soll sie Sorge dafür tragen, dass sich die einzelnen Teilnehmer und die Gruppe als Ganzes entwickeln können und dass die Aufgabenbearbeitung vor-

angetrieben wird. Für ihren Umgang mit ihren eigenen Reaktionen heißt dies, dass die Leitung ihre eigenen Gefühle und Handlungsimpulse nicht einfach unreflektiert erleben, hinnehmen und agieren darf, sondern dass sie diese zunächst einmal darauf hin hinterfragen soll, was diese mit den gerade ablaufenden Prozessen zu tun haben könnten. Dies ist deshalb von Bedeutung, weil die Partizipation der Leitung am Gesamtgeschehen ein wichtiges Diagnoseinstrument ist. Der nächste Schritt ist dann der, dass sie entscheiden muss, ob und wie sie ihre eigenen Gefühle und Handlungsimpulse in das Gesamtgeschehen einbringen soll.

Das Einbringen des von einer Thematik oder von einem Gruppenmitglied ausgelösten persönlichen Betroffenseins ist hilfreich, weil es einesteils der Entstehung von unrealistischen Übertragungen und Projektionen vorbeugt und andernteils eine unter Umständen Angst machende Hierarchie abbaut. Gleichzeitig sollte die Leitung ihre eigenen Beiträge stets daraufhin überprüfen, wie sie sich im Positiven oder Negativen auf die übrigen Gruppenmitglieder und den Aufgabenprozess auswirken könnten.

Unmittelbar mit dieser Aufgabe verbunden ist die Forderung nach selektiver Authentizität.

Selektive Authentizität

Bei der Entscheidung, welche der in sich wahrgenommenen Vorgänge die Leitung einbringen und welche sie besser für sich behalten sollte, muss sie selektiv-authentisch sein. Das heißt, sie soll aus der Fülle der in ihr auftauchenden und wahrgenommenen Gedanken, Gefühle, Fantasien, Wünsche, Betroffenheiten und Störungen jene auswählen, die für den Lern- und Arbeitsprozess des Einzelnen und der Gruppe förderlich sind, und jene für sich behalten, die diesem Ziel abträglich sein könnten. Ruth Cohn fordert: »Alles, was ich sage, soll echt sein, nicht alles, was echt ist, soll ich sagen« (Cohn & Farau, 1984, S. 371). Die Leitung soll also – als eine wichtige Funktion ihrer Rolle – den Spagat schaffen zwischen Sich-Einlassen und Miterleben auf der einen Seite, und Reflektieren, Diagnostizieren, Planen, Steuern, Antizipieren und gezielt Intervenieren auf der anderen.

Die Leitung als Modellpartizipant

Die Forderung nach partizipierender Leitung steht in engem Zusammenhang damit, dass die Leitung als ein Modellpartizipant fungieren soll. Dies bedeutet, dass die teilnehmende Leitung gegebenenfalls Vorbildfunktionen wahrzunehmen hat, indem sie ein Modell dafür abgibt, wie bislang Vermiedenes, Angstbesetztes, »Vergessenes« zur Sprache kommen oder wie eine gestellte Aufgabe, eine vorgeschlagene Struktur angegangen werden kann. Dies ist allerdings nur dann notwendig, wenn der Themenbearbeitungsprozess stockt, wenn ein wesentlicher Aspekt desselben bisher von der Gruppe vernachlässigt wurde oder wenn Ratlosigkeit, Unsicherheit und Angst vorherrschen. Wenn die Leitung als ein Modellpartizipant fungiert, sollte sie sich sowohl der Chance bewusst sein, dass sie damit eine Lernmöglichkeit für die Teilnehmenden anbietet und ihnen Mut macht, bestimmte Schritte zu tun, als auch der Gefahr, dass die Gruppenmitglieder im Nachahmen verharren und dadurch möglicherweise keine eigenen Entdeckungen machen können.

Die Leitung als ein partizipierendes Mitglied muss also gleichermaßen ihr Ich und die Gruppe leiten. Sie hat die besondere Verantwortung für die Bearbeitung der Aufgabe, für Themen und Strukturen, für die dynamische Balance im Prozess, für die Beachtung von Einzelnen und ihrer Bedürfnisse und für die Entwicklung der Gruppe.

Um diese Aufgabe erfüllen zu können, muss die Leitung immer wieder der schwierigen Anforderung nachkommen, ihr Ich aufzuspalten zwischen einem erlebenden, einem reflektierenden, einem Impulse gebenden und einem steuernden Teil.

Das Zusammenspiel und das sich wechselseitig bedingende Zusammenwirken von Haltung, Methode und Modell hat Philipp Rubner in dem von ihm entwickelten 3 x 4-Faktorenmodell dargestellt (vgl. P. Rubner, 2008).

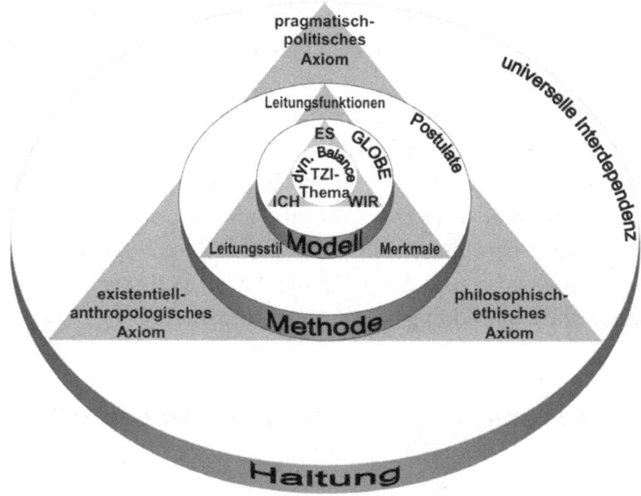

Abbildung 4: 3 x 4-Faktorenmodell

> »Dieser Darstellung des TZI-Systems (in drei 4-Faktorenmodellen) liegen folgende Überlegungen zugrunde:
>
> Das 3 x 4-Faktorenmodell greift eine dem TZI-System immanente Gestalt (die Ebene des 4-Faktorenmodells) auf, erweitert diese um die Ebenen Methodik und Haltung, und setzt die so entstandenen drei Ebenen bzw. konzentrischen Kreise in ein Beziehungsgeflecht zueinander.
>
> Die Vorteile dieser Darstellung, die dem gesamten TZI-System eine Struktur geben will, liegen darin, dass die Ebenen ›Haltung‹ und ›Methodik‹ dynamisch mit der Ebene des ›Modells‹ verbunden und in ihrer wechselseitigen Durchdringung abgebildet sind.
>
> Die Konstellation der vier Faktoren ES-ICH-WIR-GLOBE, ihre interaktionelle Beziehung und ihre Gleichwertigkeit hat Ruth Cohn im Struktur-Modell der TZI, dem Dreieck in der Kugel, grafisch dargestellt. [...] Das originäre 4-Faktorenmodell der TZI kann in seinen Grundaussagen für die Ebenen Methodik und Haltung übernommen werden.
>
> Die Anordnung der jeweils vier Faktoren auf den Ebenen Methodik und Haltung soll deren Entsprechung zu den ursprünglichen 4-Faktoren verdeutlichen. [...] Auch die Besonderheiten des Faktors GLOBE, nämlich seine Vielschichtigkeit – vergleichbar mit einer Zwiebelschale – spiegeln sich im 3 x 4-Faktorenmodell wider« (P. Rubner, 2008, S.88f.).

Im pragmatisch-politischen Axiom, das auf die Verzahnung von innen und außen hinweist, sieht Cohn die untrennbare Verbindung von allen drei Axiomen (Cohn & Farau, 1984, S. 358).

Diese untrennbare Verbindung der drei Axiome wird in der Grafik durch den Kreis dargestellt, der die drei Axiome umfasst und hier mit universeller Interdependenz bezeichnet ist. Ruth Cohn beschreibt das Bewusstsein unserer universellen Interdependenz, unserer Allverbundenheit, als die Grundlage jeglicher humanen Verantwortung (Cohn & Matzdorf, 1992, S. 63).

Das Modell versucht, dem Anspruch der TZI, dass sie zugleich ein Modell, eine Methode und eine Haltung ist, gerecht zu werden.

II.4 Anwendungsmöglichkeiten und -felder der TZI

Die TZI kann angewendet werden als

- Hilfe zur Selbsthilfe in dem Sinne, dass sie eine Anleitung dafür gibt, wie das Leben in seinen Werten erfahren werden kann, wie zwischenmenschliche

Beziehungen menschlicher gestaltet und innere und äußere Hindernisse schrittweise überwunden werden können,

- als Fort- und Weiterbildung für Menschen, die in und mit Gruppen arbeiten,
- als ein Konzept zum Leiten von Gruppen, Gremien, Teams, Konferenzen und Organisationen; TZI kann in Gruppen jeder Art zur Planung, Vorbereitung und Auswertung mit dem Ziel einer optimalen Aufgabenbearbeitung eingesetzt werden.

Überdies dient die TZI der Prävention und Bearbeitung von Kommunikationsstörungen.

Sie findet Anwendung

- in der Pädagogik (z. B. in der Schule, Hochschule, Erwachsenenbildung),
- in der Supervision (in Form von Einzel- und Gruppensupervision),
- in allen Bereichen der sozialen Arbeit,
- in der Psychotherapie (im Einzel- oder im Gruppensetting),
- in der Seelsorge,
- in der Wirtschaft (in Führung und Leitung, in der Personal- und Organisationsentwicklung).

Zusammenfassend kann festgestellt werden, dass die TZI in therapeutischen, in pädagogischen, in sozialen, in wirtschaftlichen und in gesellschaftlichen Kontexten Anwendung finden kann.

II.5 Das Ruth-Cohn-Institute for TCI-international

Im Jahr 1966 hat Ruth Cohn in New York das »Workshop Institute for Living Learning« (genannt: WILL) gegründet. Sie hat die TZI – auf einen Vorschlag von Norman Liberman hin – als eine »Methode des Lebendigen Lernens« bezeichnet. Diese Bezeichnung hat sie in den Namen des von ihr gegründeten Instituts aufgenommen. »Lebendiges Lernen« deshalb, weil sie damit ausdrücken wollte, dass die TZI auf ein aktives, schöpferisches, entdeckendes und ganzheitliches Lernen und Arbeiten ausgerichtet ist. 1972 gründete Ruth Cohn in der Schweiz »WILL-Europa« – ein Institut für die Verbreitung, Ausbildung, Forschung und Praxis der TZI. 2002 wurde dieses Institut umbenannt in: Ruth-Cohn-Institute for TCI-international (RCI) (vgl. www.ruth-cohn-institute.org). Eine der Hauptaufgaben des Instituts ist die Ausbildung in der Themenzentrierten Interaktion.

Abschließend zur Darstellung des Lebensweges und des Lebenswerks von Ruth Cohn soll noch einmal sie selbst zu Wort kommen. In einem im Jahr 1985 geführten Gespräch mit Rolf Birmelin und Anna Reuble zieht sie eine Zwischenbilanz zu ihrem Werk:

> »Historisch gesehen war meine Idee, das, was in Einzeltherapien hilft, soweit wie möglich vielen Menschen zugänglich zu machen. Ich glaube, das ist eigentlich ganz wesentlich geschehen. Es geschieht sehr viel Therapeutisches in TZI-Gruppen. [...] Therapie enthält viel Pädagogisches und Pädagogik viel Therapeutisches. [...] Die klinische Psychologie kann etwas von der TZI-Pädagogik übernehmen: vor allem, dass es keine Selbstverwirklichung geben kann, wenn diese nicht auch in der Einbeziehung der Gemeinschaftlichkeit gesucht wird. Ebenso stimmt es umgekehrt, dass es keine Gesellschaftstherapie geben kann, die das persönliche (biologische und geistige) Ich vernachlässigt« (Johach, 2009, S. 291).

In diesen Sätzen beschreibt Ruth Cohn nicht nur die Wechselwirkung zwischen Individuum und Umwelt, sondern – wieder einmal – ihr über die einzeltherapeutische bzw. pädagogische Intention hinausgehendes gesellschaftstherapeutisches Anliegen. Die auf der Basis des humanistischen Weltbildes entwickelte TZI soll in ihrer Anwendung in spezifischen sozialen Zusammenhängen und Berufsfeldern letztendlich – so ihr Vermächtnis – dazu dienen, dass wir uns für gesellschaftspolitische, umwelt- und friedenspolitische Themen engagieren.

Nach der Darstellung des Lebensweges von Ruth Cohn und der von ihr begründeten Methode der TZI möchten wir noch einmal auf jene Phänomene zu sprechen kommen, die in allen Gruppen – also keineswegs nur in nach der Methode der TZI geführten – eine Rolle spielen und die eine Gruppenleitung kennen und beachten sollte.

III. Figur-Hintergrund-Phänomene

Wenn wir die Dynamik einer Gruppe verstehen und beschreiben wollen, dann müssen wir zwei Ebenen betrachten: Da ist zum einen der Vordergrund, die Figur, die beobachtbare Ebene, die sichtbare Dynamik des Verhaltens der einzelnen Teilnehmenden, und da ist zum anderen die den Hintergrund bildende Ebene, die aus der bereits dargestellten Aktualisierung der primären Gruppenbeziehungen und deren Modellcharakter für die späteren sozialen Beziehungen entsteht. Diese Ebene kann nicht direkt beobachtet, sondern nur erschlossen werden. Zu den Figur-Hintergrund-Phänomenen zählen all jene Prozesse, die aus dem spezifischen Zusammentreffen von vorbewussten und unbewussten Motivationen der Einzelnen mit der stets subjektiv empfundenen Realität des sichtbaren und bewussten Geschehens in der Gruppe erwachsen (vgl. Foulkes, 1974). Zu diesen zählen die ablaufenden Übertragungs- und Gegenübertragungsreaktionen, Projektionen, die Ängste, Widerstände, Störungen, die in der Gruppe auftretenden Krisen und die Träume der Gruppenmitglieder. All diese Phänomene werden im Folgenden beschrieben.

III.1 Übertragung und Gegenübertragung

III.1.1 Übertragung

Die Übertragung ist ein allgemeines und ganz natürliches Phänomen, das in allen zwischenmenschlichen Beziehungen – bewusst oder unbewusst – eine Rolle spielt. Eine Übertragung ist die Verknüpfung von vergangenen Beziehungserlebnissen mit gegenwärtigen. Gefühle, Fantasien, Einstellungen, Wünsche, Ängste und Abwehrhaltungen, die früheren Bezugspersonen und Gruppen gegolten haben, werden einer gegenwärtigen Bezugsperson bzw. einer Gruppe gegenüber aktualisiert. In der Übertragung wird also eine gefühlsmäßige, in der Regel unbewusste Verknüpfung zwischen der vergessenen bzw. unbewusst gewordenen Vergangenheit und der aktuellen Situation hergestellt. Dadurch, dass in der Übertragung die Gegenwart durch die Brille der Vergangenheit gesehen wird, kann sie zu Wahrnehmungsverzerrungen und zu einem Irrtum in Zeit, Ort und Person führen. Darin liegt ihre Gefahr. Ihre Chance hingegen ist, dass sie hilft, sich in der Gegenwart auf der Basis vergangener Erfahrungen zu orientieren.

Menschen, die wir neu kennenlernen, werden zunächst einmal ähnlich wahrgenommen wie Menschen, die wir schon kennen, wir übertragen – wie gesagt – frühere Beziehungserfahrungen auf sie. Je weniger wir einen Menschen kennen, umso mehr Raum bleibt für Fantasien und Übertragungen. Eine Gruppe stellt ein komplexes System von Übertragungsauslösern dar, das gebildet wird von den einzelnen Teilnehmern, der Gruppenleitung, der Aufgabe und dem Umfeld. Auch nicht-materielle Faktoren, wie zum Beispiel die zur Verfügung stehende Zeit, können Auslöser für Übertragungen sein. Darüber hinaus kann auch die Gruppe als Ganzes als Übertragungsobjekt fungieren, das dann größer und mächtiger ist als ein einzelnes Gruppenmitglied. »Durch den Zuwachs an Informationen im Laufe des Gruppenprozesses differenzieren sich aus dem unbekannten und in mancher Hinsicht unüberschaubaren Globalobjekt die einzelnen Individuen. Mehrpersonenübertragungen treten mehr in den Vordergrund. Eine Gruppe bietet Übertragungsauslöser für dyadische und Mehrpersonenbeziehungen« (König & Lindner, 1991, S. 55). Je näher und je mehr wir neue Menschen kennenlernen, umso mehr nehmen wir sie differenziert und ihrer Eigenheit entsprechend wahr und umso mehr bauen wir Übertragungen ab.

Hier einige Fragen zum besseren Verständnis von eigenen Übertragungsreaktionen:

- Was geschieht im Hier und Jetzt zwischen uns – in meiner Fantasie und in meiner Realität?
- Was sagt mir meine Reaktion auf mein gegenwärtiges Gegenüber in Bezug auf die Erfahrungen und Erlebnisse, die ich mit früheren Bezugspersonen gehabt habe?
- In welche Rolle schiebe ich mein Gegenüber und damit auch mich in meiner Beziehung zu ihm?
- Welche Gefühle, Einstellungen und Erwartungen wiederholen sich immer wieder in mir in der Begegnung mit anderen Menschen?
- Welche Spannungen und Konflikte, die seinerzeit bestanden haben, werden in der gegenwärtigen Beziehung aktualisiert?

Fragen, die dem besseren Verständnis der Übertragungen meines Gegenübers dienen:

- Wenn ich mich mit meinem Gegenüber identifiziere, was erlebe ich dann? Welche Wünsche, Ängste, Abwehrmechanismen werden in mir geweckt?
- Was macht diese Person mit mir? Welche Erwartungen, Bedürfnisse, Haltungen trägt sie an mich heran?
- In welche Rolle fühle ich mich durch sie geschoben? Welche unmittelbaren Handlungsimpulse löst sie in mir aus?

III.1.2 Gegenübertragung

Unter einer Gegenübertragung verstehen wir alle Gefühle und Einstellungen, die in mir als Reaktion auf mein Gegenüber entstehen. Diese haben zu tun

- mit mir selbst, mit meiner Geschichte und Persönlichkeit, also mit meiner eigenen Übertragung;
- mit dem, wie sich mein Gegenüber selbst sieht und erlebt (Spiegelphänomen, z. B.: Ich fühle mich so, wie diese Person sich selbst fühlt.) – das ist die sog. konkordante Gegenübertragung;
- mit dem, was mir mein Gegenüber entgegenbringt, auf mich überträgt, das heißt, ich fühle mich dieser Person gegenüber so, wie sie mich sieht und erlebt (z. B. wie ein von ihr erlebtes Elternteil, weil sie mir diese Rolle überstülpt) – das ist die sog. komplementäre Gegenübertragung.

Meine Gegenübertragung kann ich erfassen durch

- das Wahrnehmen meiner eigenen Übertragungsneigungen (nämlich jener eigenen Gefühle, spontanen Einstellungen und Handlungsimpulse, die als Reaktion auf mein Gegenüber in mir wach werden),
- die Identifikation mit meinem Gegenüber, indem ich dem nachspüre, welche Gefühle, Fantasien und Wünsche mein Gegenüber in mir auslöst (konkordante Gegenübertragung),
- das Registrieren der Rolle, in die ich mich geschoben fühle und der dazugehörigen Gefühle und Handlungsimpulse (komplementäre Gegenübertragung).

Fragen zum Verständnis meiner Gegenübertragungsreaktionen (die ersten drei Fragen beziehen sich auf meine eigene Übertragungen):

- Was ist meine spontane Reaktion auf mein Gegenüber (Erinnerungen, Gefühle, Fantasien und Bilder, die in mir auftauchen)?

- Welche eigenen Wünsche, Ängste und Abwehrstrategien werden durch das Verhalten des Gegenübers in mir wach?
- Erkenne ich etwas von dem, was mir immer wieder passiert bzw. vor dem ich mich immer wieder fürchte, auch in der Begegnung mit dieser Person?
- Welche Gefühle, Wünsche und Ängste tauchen in mir auf, wenn ich mich mit jenen, die mein Gegenüber hat, identifiziere (konkordante Gegenübertragung)?
- Welche Gefühle und Erwartungen, die mein Gegenüber seinen Eltern oder anderen frühen Bezugspersonen gegenüber gehabt hat, werden in der Begegnung mit mir wieder belebt, und was sind meine darauf antwortenden Gefühle und Handlungsimpulse bzw. in welche Rolle fühle ich mich geschoben (komplementäre Gegenübertragung)?

Ein Fallbeispiel zur Wechselwirkung zwischen Übertragung und Gegenübertragung und den Entwicklungsphasen einer Gruppe findet sich in Kapitel III.3.

III.2 Projektion

Projektion heißt jener Vorgang, der eine Person dazu veranlasst, Triebe, Wünsche, Gefühle, Motive, Einstellungen usw., die sie bei sich selbst verleugnet oder in sich ablehnt, aus sich auszustoßen, und sie im anderen, sei es in einer Person oder einer Sache, zu lokalisieren. Dadurch werden diese Impulse nicht mehr in der eigenen Person wahrgenommen, sondern in der Außenwelt. Dies geschieht immer dann, wenn »nicht sein kann, was nicht sein darf«, nämlich, wenn das eigene Gewissen bzw. das Selbstbild es nicht erlauben, die eigene innere Wirklichkeit anzuerkennen. Die äußere Wirklichkeit wird dann durch die Brille der eigenen Befindlichkeit wahrgenommen und dementsprechend fehlinterpretiert. Die (sich wiederholenden) Projektionen eines Menschen geben Aufschluss über dessen nicht eingestandene Wünsche, Ängste und Reaktionsbereitschaften.

Die Projektion dient der Vermeidung von Angst. Mit ihrer Hilfe wird ein mit dem eigenen Selbstverständnis zu vereinbarendes Bild von sich selbst aufrechterhalten. Es geht um die Abwehr eines inneren Triebimpulses oder Affektes, deren Zuordnung zum eigenen Selbst Angst und Scham heraufbeschwören würde und die deshalb in sich selbst verleugnet und auf den anderen projiziert werden – nach dem Motto: »Ein guter Mensch gibt gerne acht, ob auch der andere was Böses macht« (Wilhelm Busch).

Zu Beginn einer Begegnung zwischen Menschen sind projektive Anteile nicht nur unvermeidbar, sondern sie helfen auch (wie die Übertragung), den noch

Fremden in einer Art »Vorausurteil« einzuordnen (mit der Gefahr der Realitätsverzerrung). Normalerweise werden die Projektionen schrittweise und im Zuge der konkreten und realen Erfahrungen mit dem anderen zurückgenommen. Dies geschieht umso schneller und gründlicher, je mehr ich mir meiner eigenen nicht erlaubten Impulse bewusst bin. Um mir selbst auf die Schliche zu kommen, sollte ich nach Antworten auf folgende Fragen suchen:

- Was erlaube ich mir selbst keineswegs? Was befiehlt mein Gewissen bzw. mein Über-Ich, was nicht in mir sein darf?
- Wo und in Bezug auf was misstraue ich meinem Gegenüber? Was lehne ich in ihm ab?
- Was sehe ich immer wieder in anderen Menschen bzw. was schreibe ich ihnen – oft moralisch wertend – zu?

Wenn ich die Projektionen meines Gegenübers erfassen will, kann ich dieselben Fragen stellen – nur bezogen auf dessen Person bzw. Verhalten.

III.3 Wiederholung, Übertragung und Über-Holung

Mit Wiederholung ist das Wieder-Her-Holen von Vergangenem in die Gegenwart gemeint. Wir greifen in neuen Situationen auf vergangene Erlebnisse und Erfahrungen zurück, um nicht immer wieder neu und ohne jede Vorkenntnis, sozusagen bei Punkt Null anfangen zu müssen. Wenn wir nicht ständig wiederholen würden, würden wir zum einen von Ängsten vor all dem Unbekannten und Neuen überschwemmt, zum anderen könnten wir keine Fortschritte machen, denn diese können nur auf bereits Vorhandenem und Gelerntem aufbauen, und zum Dritten könnten wir nicht miteinander kommunizieren, denn wir hätten nichts, worauf wir uns gemeinsam beziehen könnten.

Ausgehend von einer Kasuistik beschreiben wir die in allen Gruppen auftretenden Phänomene der Wiederholung und Übertragung. Wir stellen dar, dass deren Vorkommen nicht nur unvermeidlich ist, sondern die Voraussetzung bildet für deren Über-Holung. Damit weiterführende Lernschritte ermöglicht werden können, muss die Gruppenleitung spezielle Funktionen übernehmen, die wir im Folgenden schildern.

Mit dieser Darstellung verfolgen wir drei Ziele:

- Erstens möchten wir darlegen, dass die Phänomene bzw. die Mechanismen der Wiederholung und der Übertragung ubiquitär menschliche und damit gar nicht zu vermeidende sind.

- Zweitens möchten wir ausführen, dass Wiederholung und Übertragung nicht etwa möglichst schnell zu überwindende Hindernisse auf dem Weg zu neuen Lernerfahrungen darstellen, sondern geradezu die conditio sine qua non für diese darstellen.
- Und drittens möchten wir auf den möglichen TZI-spezifischen Umgang mit diesen Phänomenen durch die Gruppenleitung hinweisen.

III.3.1 Kasuistik

Zur Illustration des theoretisch Dargestellten möchten wir im Folgenden ein Beispiel aus einem von Angelika Rubner geleiteten TZI-Kurs anführen, das auf ihrem eigenen Erleben beruht und daher in Ich-Form geschildert wird (vgl. A. Rubner, 2002).

In einem TZI-Persönlichkeitskurs, der bis dahin außerordentlich harmonisch und mit viel Vertrauensvorschuss, den sich die Teilnehmer untereinander gewährt haben, verlaufen ist, erzählt am Morgen des dritten Tages ein Teilnehmer, ein Pfarrer (nennen wir ihn Hans), folgenden Traum: Er sitzt im Pyjama zeitunglesend in der Sakristei seiner Kirche, in der ein Gottesdienst stattfindet. Durch die geöffnete Türe der Sakristei kann er ins Kirchenschiff blicken, das voll mit Gottesdienstbesuchern ist. Unter diesen kann er seine ältere Schwester erkennen. Und erst in diesem Augenblick stellt er fest, dass sein Aufzug und sein Tun an dem Ort, an dem er sich befindet, unpassend sind, und er beginnt, zu befürchten, dass er entdeckt werden könnte, was ihm – vor allem vor seiner großen Schwester – sehr peinlich wäre.

Hier endet der Traum, aus dem der Träumer mit unangenehmen Schuld- und Schamgefühlen erwacht.

Ich möchte den Traum nicht in all seinen Dimensionen ausleuchten und deuten, sondern nur jene Aspekte hervorheben, die für den Verlauf des Kurses – sowohl auf der individuellen wie auf der gemeinschaftlichen Ebene – und für die Methodik der TZI relevant sind.

Die an die Traumerzählung anschließende Bearbeitung des Traumes erbrachte auf der persönlichen Ebene, dass sich in diesem Traum ein Grundthema des Lebens von Hans wiederholt, nämlich die Angst davor, dass er bei einem unerlaubten Tun ertappt und dafür beschämt und bestraft werden könnte. Und diese Angst – so erinnert er sich – hat er erstmals in der Beziehung zu seiner großen Schwester erlebt. Diese war für Hans – immer schon und mehr als der schwache Vater und die emotional weiche und ihn verwöhnende Mutter – eine Normen und Sanktionen setzende, strenge Instanz gewesen, die ihm großen Respekt, aber auch Furcht eingeflößt hatte.

Zum Pyjama assoziiert der Träumer: nicht hinreichend bekleidet bzw. bedeckt sein, sich Blößen geben, Schwachstellen zeigen.

Warum aber hat Hans diesen Traum gerade hier und jetzt, am dritten Tage unseres Kurses geträumt bzw. was kann uns dieser Traum über die momentan in der Gruppe vorherrschenden Einstellungen und Befürchtungen sagen?

Auf der Ebene der Gruppe verweist der Traum sowohl auf die bisher vermiedene Konfrontation mit den eigenen Schwächen und Blößen als auch auf die ebenfalls bislang umgangene Auseinandersetzung der Teilnehmer untereinander. Dahinter lag die unbewusste Gruppenfantasie: In dieser Gruppe wird man nur dann geliebt und akzeptiert, wenn man lieb, tüchtig und möglichst in allen Bereichen perfekt ist. Oder, um es anders auszudrücken: Wir dürfen uns hier keine Blößen geben und Schwachstellen zeigen, wenn wir akzeptiert und respektiert werden wollen. Mit dieser Interpretation verweise ich darauf, dass das zum Zeitpunkt des Traumes in der Gruppe noch vorherrschende Gefühl von Verbundensein und gegenseitigem Vertrauen so lange ein trügerisches sein könnte, solange wir das, was uns ängstigt, uns beschämt und voneinander trennt, vermeiden. Diese Aussage wird zwar von der Gruppe mit rationaler Zustimmung beantwortet, jedoch nicht weiter aufgegriffen.

Der dritte Tag verläuft – was die Stimmung in der Gruppe betrifft – ähnlich wie die bereits vorausgegangenen ersten zwei Tage: Es herrscht beinahe eine Euphorie darüber vor, wie schnell und wie gut diese Gruppe zusammengewachsen ist und wie gut und (scheinbar) offen wir miteinander arbeiten können. Es wurden sogar Stimmen laut, die sich eine – wie auch immer geartete – Fortsetzung dieser Gruppe wünschten.

Der Morgen des vierten Tages bringt jählings die Ernüchterung und die Enttäuschung: Zitternd und bebend erzählt eine Teilnehmerin (nennen wir sie Erna), die als Kind jahrelang von ihrem älteren Stiefbruder sexuell missbraucht worden war, dass sie heute Nacht erwacht sei, weil ein fremder Mann im Pyjama(!) vor ihrem Bett gestanden und erst auf ihre zaghafte Frage, was er denn hier wolle, ihr Zimmer wortlos verlassen habe. Die Frage, ob sie den Mann erkennen konnte, verneint sie zwar, sie fügt aber hinzu, sie glaube, dass es einer der Männer aus unserer Gruppe gewesen sei. Diese Äußerung wirkt in der Gruppe wie ein Stich in ein Wespennest: Während alle Männer diesen Verdacht empört von sich weisen, solidarisieren sich die

Frauen mit Erna, ihrer Angst und ihrem Misstrauen. Sie fangen an, laut darüber nachzudenken und entsprechende eigene Erlebnisse zu berichten, wie unberechenbar – und unter Umständen auch gewalttätig – Männer, selbst solche wie die hier Anwesenden, die sich eigentlich vom »typischen Macho« unterscheiden, sein können.

Das bislang vorherrschende Gefühl von gegenseitigem Respekt und Vertrauen ist völlig verschwunden: Angst, Misstrauen, Aggression und der Wunsch, dass dieser Kurs, der plötzlich zu einem »wahren Albtraum« geworden ist, möglichst schnell vorübergehen solle, beherrschen die Interaktionen.

Der Ruf danach, dass sich der nächtliche Besucher »outen« solle, wird immer lauter: Nicht nur die Frauen verlangen das von den Männern, sondern auch die Männer untereinander. Als dann noch ein anderer Mann aus der Gruppe (nennen wir ihn Otto) erzählt, dass auch er einen nächtlichen Besucher in seinem Zimmer gehabt und dass er diesen erkannt habe, verwandelt sich die Gruppe vollends zu einem Hexenkessel. Die angestauten Aggressionen und das Misstrauen, die zunächst völlig verdrängt wurden und frei flottierend im Raum standen, haben plötzlich ein Ziel: Otto. Er wird von allen bedrängt, den Namen des nächtlichen Besuchers zu nennen, was er mit dem Hinweis, dass derjenige dies selbst tun müsse, ablehnt. Daraufhin wird Otto heftig attackiert: Wenn er den Namen nicht nennen wolle, habe er gleich seinen Mund halten sollen. Da er dies aber nicht getan habe, sei er jetzt in der Pflicht, den Namen des nächtlichen Besuchers zu nennen. Otto bleibt bei seiner Weigerung mit der Begründung, dass er diesen total bloßstellen würde und ihm nicht die Chance nehmen wolle, sich selbst zu stellen. Er versucht zu erklären, warum er überhaupt erwähnt habe, dass auch er Besuch in seinem Zimmer gehabt habe: Er habe die Situation nur entschärfen und Erna beruhigen wollen. Denn – so führt er weiter aus – wenn der Mann im Pyjama auch im Zimmer eines Mannes aufgetaucht sei, dann habe er vermutlich auch bei einer Frau nichts Böses im Schilde geführt. Vielleicht habe der nächtliche Besucher sich in der Zimmertüre geirrt, habe schlecht geträumt und sei noch gar nicht so recht wieder zu sich gekommen. Diese Möglichkeit wird von der Gruppe genauso wenig erwogen wie mein Einwurf, dass der Mann ja anscheinend nichts Gewalttätiges vorgehabt habe, sonst wäre er nicht – auf Ernas Anruf – so brav aus ihrem Zimmer gegangen. Denn er habe ja auch schon vor Ernas Erwachen damit rechnen müssen, dass sie ihn – spätestens dann, wenn er sie habe berühren wollen – erkennen würde.

Alles das, was bislang unter dem Mantel des scheinbaren gegenseitigen Verständnisses und der Nähe verborgen war, liegt jetzt bloß: Angst, Aggression, Misstrauen, Entwertendes, Trennendes und Unterschiedliches zwischen den Teilnehmern. In den Vordergrund treten jetzt Wünsche, sich zu schützen, zu verbergen, andere anzugreifen, sie zu beschämen oder aus dem Gruppenverband zu stoßen und Macht auszuüben. Der potenzielle Täter soll sich zu erkennen geben und Otto dazu gebracht werden, den Namen des nächtlichen Besuchers zu nennen. Die Fantasie, dass es sich hier um einen potenziellen Sexualtäter handeln könnte, der sich verstecken will, der gegebenenfalls auch wieder zuschlagen könnte und der deshalb möglichst schnell entlarvt werden müsse, bleibt im Raum.

Neben den heftigen Affekten breitet sich auch Ratlosigkeit aus: Wie sollen wir die anderthalb Tage, die noch verbleiben, weiterarbeiten können, wenn der »Täter« nicht entlarvt würde, aber selbst dann, wenn dies geschehen würde? Was soll dann mit diesem, dem so Bloßgestellten und der Gruppe geschehen?

Mich selbst bewegen am Ende dieser Sitzung ähnliche Fragen, auch die Angst, in dieser so schwierigen Gruppensituation zu versagen und damit auch als Leiterin »im Pyjama« dazustehen. Da im Moment keine weitere Klärung des Vergangenen möglich erscheint, entwickle ich in der halbstündigen Pause zwischen dieser und der nächsten Sitzung ein in die Zukunft gerichtetes Thema, das auf die Möglichkeit zielt, das verlorene Vertrauen zumindest ansatzweise wiederzufinden bzw. ein neues zu entwickeln, indem gerade das, was bisher vermieden wurde, ausgesprochen werden kann: »Was *will* ich tun, um das Vertrauen und den Raum, die ich *hier und jetzt* brauche, wiederzufinden?«

In der für diese Themenbearbeitung vorgeschlagenen Struktur sollen sich die Teilnehmer zunächst einmal einen Partner wählen, der – aus welchen Gründen auch immer – »riskant« erscheint und ein Zweiergespräch zur Thematik »Ich riskiere ..., ich sage ..., ich frage ...« führen. Danach wird dieses Thema im Plenum fortgesetzt.

Bei der Bearbeitung dieses Themas im Plenum wird das Bild des Pyjamas, das sowohl in Hans' Traum als auch in der Realität des »Mannes im Pyjama« eine Rolle gespielt hat, wieder aufgegriffen – als Metapher sowohl für Bloßgestellt-, Entdeckt-, Beschämt-, Verhöhnt-, Bestraftwerden als auch dafür, etwas Verbotenes zu tun. Auf meine Frage, was es denn für die einzelnen Teilnehmer bedeutet, »im Pyjama dazustehen«, werden Aufträge, Gebote und Verbote aus der Kindheit erinnert und Szenen, in denen sie sich – aus den unterschiedlichsten Gründen – beschämt fühlten.

Und in der Beantwortung meiner Frage danach, was es heißen könnte, hier und jetzt in dieser Gruppe »im Pyjama« dazustehen, wird deutlich, dass es dieselben Themen sind, die damals wie heute Angst gemacht haben und damals wie heute tabuisiert sind. Wenn man geschätzt werden wollte, musste man klug, schön, beherrscht, einfühlsam, rücksichtsvoll, fleißig und vieles anderes mehr sein. Mit anderen Worten, man musste seine Dummheit, seine Hässlichkeit, seine Triebhaftigkeit, seine Aggressivität, seinen Egoismus, seine Rücksichtslosigkeit, seine Faulheit verbergen, wenn man nicht Gefahr laufen wollte, beschämt, bestraft oder gar verstoßen zu werden. Und genau das, nämlich das Zeigen der eigenen Unzulänglichkeiten, hatten die Teilnehmer im bisherigen Kursverlauf vermieden und deshalb war der Kurs bis zum Morgen des vierten Tages scheinbar so außerordentlich harmonisch verlaufen. Dadurch aber, dass jeder seinen »Schatten« so ängstlich verborgen hatte, konnte kein wirkliches Vertrauen im Sinne von »Sich-Angenommen-Fühlen – so wie man ist« entstehen. In dem Traum von Hans war dieses Thema bereits angeklungen, ohne dass die Gruppe dies zu dem Zeitpunkt, als er ihn erzählt hatte, hatte wahrnehmen und verstehen können.

Dadurch aber, dass all diese Themen durch die Themen- und Struktursetzung jetzt aufs Tapet kamen, konnte nicht nur der Traum von Hans in seiner Bedeutung für die Gruppe verstanden werden, sondern auch das verlorene, bzw. vorher nur scheinbar vorhandene Vertrauen sich zaghaft neu entwickeln.

Zu Beginn der Abendsitzung dieses langen und anstrengenden Tages äußerte ein Teilnehmer, Max (der Name ist ebenso wie alle anderen geändert), dass ihn Otto in der Pause vor der Abendsitzung darauf angesprochen habe, dass er ihn als den nächtlichen Besucher identifiziert habe – und er sei es wohl tatsächlich auch gewesen – die Beschreibung seines Pyjamas durch Otto lasse keinen Zweifel zu –, doch wisse er davon überhaupt nichts. Max war während seines Eingeständnisses äußerst erregt und ängstlich. Wie würde die Gruppe jetzt auf ihn reagieren? Zunächst einmal suchte sie – wie Max selbst – nach einer Erklärung für das, was geschehen war. Was war geschehen? Wir erarbeiteten, dass er am Mittwoch, also am Tag vor der fraglichen Nacht, durch die intensive Arbeit an seiner Vaterbeziehung an ein lange verdrängtes Thema und – damit verbunden – an eine in der Kindheit verwendete Abwehrstrategie gekommen war.

Als Kind sei er schlafgewandelt, er sei immer dann, wenn er gegenüber dem Vater ambivalente Gefühle, nämlich sowohl heftige Liebesbedürfnisse als auch Aggressionen gehegt habe, im Schlaf in das Schlafzimmer des

Vaters gewandelt, dort in seinen Kleiderschrank gekrochen und auf seinen Schuhen herumgetrampelt. In der Bearbeitung seiner Vaterthematik habe er auch mir gegenüber, die ich diese Sitzung geleitet hatte, ambivalente Gefühle verspürt.

Die Rekonstruktion des Weges im Tagungshaus von Max' Zimmer in das von Erna bzw. von Otto ergab, dass dieser Weg dem seinerzeit zwischen seinem Kinderzimmer und dem väterlichen Schlafzimmer gelegenen entspricht.

Durch das Eingeständnis seiner »Blößen« nahm Max einen großen Druck von der Gruppe. Nicht nur, dass damit die Vorstellung, es gebe einen möglichen Sexualtäter in der Gruppe, der noch dazu von einem anderen gedeckt werde, aufgehoben wurde. Max wurde auch zum Vorbild dafür, dass man sich hier – symbolisch gesprochen – »im Pyjama« zeigen darf, ohne dafür beschämt und ausgestoßen zu werden – ganz im Gegenteil: Sein Eingeständnis löste viel Zuwendung und Mitgefühl ihm gegenüber aus. Und auch Otto war nicht nur rehabilitiert, sondern sogar in seinem Ansehen in der Gruppe gestiegen, denn er hatte die Ablehnung und das vorübergehende Ausgestoßensein ausgehalten, um Max zu schützen.

Ich nutzte diese Situation der Offenheit und des Vertrauens, um das Thema des Sich-im-Pyjama-Zeigens, das in der Vormittagssitzung nur in Bezug auf *Sprechen* über das, was einen beschämen könnte, abgehandelt worden war, ins *Tun* zu bringen. Konkret setzte ich das Thema: »Ich riskiere es, mich im Pyjama vor euch zu zeigen.« Auf dem Boden des neu gewonnenen Vertrauens, der jetzt wirklich tragfähig geworden war, wagten es die Teilnehmer, nicht nur von ihren Ängsten und Schwachstellen zu *sprechen*, sondern auch zu ihnen im Hier und Jetzt zu *stehen.* So riskierte – um nur ein Beispiel zu nennen – eine Teilnehmerin, die stets die Furcht hatte, sie könnte für dumm gehalten werden, zuzugeben, dass sie eine gerade abgelaufene Sequenz nicht verstanden hatte.

III.3.2 Wiederholung(szwang) und Übertragung

All diese Ereignisse und Phänomene können nur verstanden und erklärt werden mittels der Konzepte der Wiederholung, genauer gesagt des Wiederholungszwangs und der Übertragung. Was besagen diese?

Während die Wiederholung eine unerlässliche Voraussetzung für das Lernen darstellt, denn sie schafft vertraute Bedingungen und führt zur Einübung, meint das von Freud eingeführte Konzept des Wiederholungszwangs die zunächst unbewusst ablaufende Unfähigkeit, einem aus der Vergangenheit stammenden Handlungsimpuls zu widerstehen. Der Wiederholungszwang muss also unterschieden werden von der positiven, kontrollier- und beherrschbaren Tendenz zur Wiederholung. Diese wird dann zum Wiederholungszwang, wenn sie sich unbewusst und ungewollt ergibt, wenn der Betreffende nicht begründen kann, warum er diese Handlung, die obendrein meist zu unerwünschten und der Gegenwart nicht adäquaten Verhaltens- und Erlebnisweisen führt, wiederholt. Das, was dem Wiederholungszwang unterliegt, sind meist traumatisierende Erlebnisse, unbewusste Konflikte, schmerzliche Arrangements, Inszenierungen und Symptome. Das Bewusstwerden und Bearbeiten dieser Hintergründe führt zu einem Überholen der Wiederholungen.

Um das Leben eines Menschen zu verstehen, muss sein Anfang entschlüsselt werden, denn das, was am Anfang einer Entwicklung steht, begleitet diese ein Leben lang. Der Wiederholungszwang lässt im Leben eines Menschen immer wieder dasselbe Grundthema aufkommen. Im Wiederholungszwang sind zweierlei Tendenzen enthalten: zum einen der »Todestrieb« (Freud, 1920, S. 40), der zu einer ewigen Wiederkehr des Vergangenen treibt, zum anderen eine restitutive Kraft, die Vergangenes wieder(her)holt, um es überholen zu können. Und genau an dieser Stelle müssen therapeutische und pädagogische Bemühungen ansetzen.

Übertragen auf die TZI heißt dies, dass sich erst einmal etwas wiederholen muss, bevor erkannt und entschieden werden kann, was sich verändern, sich neu entwickeln, kurz gesagt, was *gelernt* werden soll.

Die Funktionen der Gruppenleitung sind in diesem Zusammenhang folgende:

➢ Eine »Bühne« soll geschaffen werden, auf der sich das »Drama der ewigen Wiederkehr« entfalten kann. Das heißt, es gilt, Themen und Strukturen zu setzen, die dem Einzelnen genügend Freiraum lassen, seinen individuellen, von seiner Vergangenheit bestimmten Bezug zum Thema herzustellen, denn in diesem wird sich sein »Grundthema« abspielen.
➢ Die Leitung soll das Grundthema verständlich und in seinem möglichen Anachronismus bewusst machen und dafür Sorge tragen, dass Neues erfahren und gelernt werden kann. Das heißt, es gilt, da anzufangen, wo der Einzelne bzw. die Gruppe gerade steht, und Lernziele zu definieren und Entwicklungsschritte zu planen.
➢ Die Leitung soll Voraussetzungen dafür schaffen, dass Schritte in Richtung der angestrebten Ziele getan werden können. Das heißt, es gilt, durch entsprechende Themen- und Struktursetzungen dafür Sorge zu tragen, dass

sich das »Drama der ewigen Wiederkehr« nicht immer wiederholen muss, sondern neue Lösungen entwickelt werden können.

Was ist nun unter Übertragung zu verstehen und worin unterscheidet sich diese von bzw. überschneidet sich diese mit der Wiederholung?

Um es noch einmal zu wiederholen: Übertragungen sind Verknüpfungen von vergangenen Beziehungserfahrungen mit gegenwärtigen. Oder, um es mit anderen Worten auszudrücken: Wir nehmen Menschen, die uns in der Gegenwart begegnen, durch die »Brille« von vergangenen Beziehungen wahr und reagieren mit Gefühlen, Erwartungen, Wünschen und Befürchtungen, die diesen gegolten haben. Das bedeutet zweierlei:

- Übertragungen ermöglichen es uns, uns in der Gegenwart – dank unserer »alten« Erfahrungen – zu orientieren. Denn ohne diese würden wir in jeder Situation beim Punkt Null anfangen. Die »Brille der Vergangenheit« hilft uns also, uns in der Gegenwart zurechtzufinden.
- Übertragungen führen zu Verzerrungen der Gegenwartserfahrung. Dadurch, dass wir neue Menschen durch die Brille alter Beziehungen wahrnehmen, sind wir in der Gefahr, in diese etwas hineinzuinterpretieren, was deren Realität nicht entspricht, bzw. das auszublenden, was nicht zu unserem »Vor-Urteil« passt. Wir reagieren auf unser Gegenüber anachronistisch, nicht realitäts- und zeitgemäß.

Wiederholung ist das Umfassendere, ist der Oberbegriff. Das heißt, in jeder Übertragung sind Wiederholungen enthalten, aber nicht jede Wiederholung enthält eine Übertragung. Wiederholung meint das *Insgesamt* der Wiederkehr des Vergangenen, während die Übertragung nur die Wiederkehr von vergangenen *Beziehungs*erfahrungen bedeutet.

III.3.3 Zum Umgang mit Übertragungen in TZI-Gruppen

Aus dem Gesagten wird deutlich, dass Übertragungen allgemein menschliche, gar nicht zu vermeidende und notwendige Reaktionsweisen sind. Wenn immer wieder einmal geäußert wird, dass Übertragungen in bestimmten Gruppen, unter anderem auch in TZI-Gruppen, keine Rolle spielen (sollen), dann steht dahinter wohl der (fromme) Wunsch, dass wir einander völlig vorurteilsfrei im Hier und Jetzt begegnen sollen – was nur dann möglich wäre, wenn der Mensch ein geschichtsloses Wesen wäre.

In nach der TZI geleiteten Gruppen, die für sich in Anspruch nehmen, »lebendiges Lernen« zu ermöglichen, geht es darum, jeden Einzelnen in seiner ganz individuellen, sich im Hier und Jetzt aktualisierenden Lebens-, Beziehungs- und Lerngeschichte wahrzunehmen, sie wieder-holen zu lassen, um sie über-holen zu können.

Neue, der Gegenwart und der Realität meines Gegenübers entsprechende Beziehungen können sich dann entwickeln, wenn die Leitung dafür Sorge trägt,

- dass persönliche Begegnungen zwischen den Teilnehmern stattfinden;
- dass mit diesen die Möglichkeit zum Geben und Nehmen von Feedback verbunden wird; ein Feedback soll sich aber nicht darauf beschränken, dass ich meinem Gegenüber mitteile, wie es auf mich wirkt, sondern ich sollte hinzufügen, was das, wie ich mein Gegenüber erlebe, mit mir zu tun hat – mit meiner Persönlichkeit und meiner (Beziehungs-)Geschichte;
- dass gegenseitige Rollenzuschreibungen erkannt und korrigiert werden können;
- dass der Blick aufeinander frei wird von »Unzeitgemäßem« und der Umgang miteinander zu einem »zeitgemäßen« wird.

Was bedeuten nun diese Konzepte der Wiederholung und Übertragung für die Erklärung der in der Kasuistik geschilderten Ereignisse?

Zunächst einmal ist – ganz allgemein – festzustellen, dass *keines* der Ereignisse geschehen wäre, wenn nicht die Gruppe als Ganzes und nicht jedes einzelne Gruppenmitglied wiederholt und übertragen hätte.

Hans hat in seinem Traum sein Lebensthema »Angst vor dem Ertappt- und Bloßgestelltwerden« wiederholt. Er verknüpfte diese Befürchtung mit den Gruppenmitgliedern, insbesondere aber mit der Leiterin, auf die er seine Erfahrungen mit seiner großen Schwester übertrug.

Erna hat sich – zumindest dadurch, dass sie ihre Zimmertüre nicht abgesperrt hat – erneut als potenzielles Opfer von Übergriffen angeboten, bzw. sie hat ihr Thema des Sich-nicht-abgrenzen-Könnens erneut gelebt. In ihrem übergroßen Erschrecken vor dem Mann in ihrem Zimmer, bzw. in der Überzeugung, dass dieser einen sexuellen Übergriff geplant habe, übertrug sie die Erfahrungen mit ihrem Stiefbruder auf Max (was – wie wir gesehen haben – überhaupt nicht der Realität entsprach).

Otto hat sich – durch sein ungeschicktes Verhalten – in die Rolle des Außenseiters manövriert, eine Rolle, die er auch schon in seiner Herkunftsfamilie innehatte. In seinen Reaktionen auf die Gruppe und deren Drängen wiederholte er das trotzige, sich verweigernde Kind, das sich völlig unverstanden fühlte. In seinem Mitfühlen mit Max, den er decken wollte, erlebte er eigene Gefühle und Ängste, die er immer dann gehabt hatte, wenn er sich bloßgestellt und ausgestoßen fühlte. Dadurch aber, dass er diese Max ersparen wollte, machte er den Weg frei für neue Erfahrungen für Max und für sich selbst.

Der schlafwandelnde Max schließlich wiederholte ganz konkrete kindliche Verhaltensweisen, die durch die Erlebnisse des Vortages und seine ambivalente Übertragung auf mich als Leiterin aktualisiert wurden.

Welche sind die Funktionen der TZI-Gruppenleitung, um Wiederholungen und Übertragungen überholen zu können?

Es ist explizit nicht Aufgabe einer Gruppenleitung (ausgenommen in bestimmten therapeutischen Kontexten), die lebensgeschichtlichen Wurzeln der Wiederholungen und Übertragungen aufzudecken und durchzuarbeiten, wohl aber die, neue Lernerfahrungen zu ermöglichen, indem die Leitung an die alten anknüpft. Diese ermöglichen zunächst einmal eine Orientierung der Teilnehmer in der neuen Gruppensituation, sie verhindern aber gegebenenfalls auch zugleich ein adäquates Reagieren auf das Hier und Jetzt.

In der beschriebenen Situation hat die Leiterin also zum einen die »Wiederkehr des Verdrängten« bewusst gemacht und die Bewusstwerdung dazu genutzt, dass die Wiederholungen nicht mehr unbewusst und unwillkürlich ablaufen konnten, zum anderen hat sie die Übertragungs-Verzerrungen analysiert, um zu einer realistischeren wechselseitigen Sichtweise zu gelangen.

Mit dem von der Leiterin gesetzten Thema: »Was will ich tun, um das Vertrauen und den Raum, die ich hier und jetzt brauche, wiederzufinden?« zielte sie einerseits auf das Chairpersonship jedes einzelnen Gruppenmitglieds, anderseits wollte sie eine Auseinandersetzung mit dem anregen, was den Teilnehmern das Vertrauen genommen hat bzw. vielleicht gar nicht wirklich hat entstehen lassen, mit anderen Worten mit dem, was sie aus der Vergangenheit in die Gegenwart geholt haben. Und zum Dritten zielte dieses Thema auf das, was jeder Einzelne tun kann, um diese Vergangenheit überholen zu können. Die Struktur für diese Thematik, nämlich Paarbegegnungen mit dem Unterthema »Ich riskiere ..., ich sage ..., ich frage ...« sollte bestehende Übertragungen aufheben helfen. In dem Auftrag, sich einen – aus welchen Gründen auch immer – schwierigen Partner für dieses Gespräch zu wählen, war implizit die Vorstellung enthalten, dass das »Schwierige« am Partner auf einer Übertragung beruht, die zum einen dadurch entzerrt werden konnte, dass ich das, was mir Angst macht, riskiere bzw. sage (um neue korrigierende Erfahrungen zu ermöglichen), und zum anderen dadurch, dass ich durch Fragen die Möglichkeit zu Antworten eröffne, die meinen Vor-Urteilen widersprechen.

Die Leiterin hat sich – eingedenk der Wechselwirkung zwischen Struktur, Prozess und Vertrauen – für diese Themen- und Struktursetzung entschieden, weil das Thema unmittelbar auf Vertrauensbildung abzielte und die Struktur des intimen Zweiergesprächs im Allgemeinen Angst reduzierend wirkt. Die Aufforderung, sich einen schwierig erscheinenden Partner für dieses Zweiergespräch zu suchen, stellte hingegen zunächst einmal eine nicht unbedingt Angst reduzierende Herausforderung dar. Dadurch aber, dass es den Teilnehmern freigestellt wurde, zu entscheiden, wen sie wählen wollten, verringerte sich die Höhe der Schwelle, die sie überschreiten sollten. Außerdem wächst das Vertrauen sowohl zu sich selbst als auch zum anderen in dem Maße, in dem schwierig erscheinende Aufgaben bewältigt werden.

Themen- und Struktursetzungen gingen also von dem aus, was im Moment im Raum stand, sie wiesen aber Schritte und Möglichkeiten auf, dieses zu überwinden. Mit anderen Worten: Die Wiederholung des Angstmachenden, des aus der Vergangenheit Kommenden, das sich als nicht mehr tragfähig für die Gegenwart erwiesen hatte, schuf die Motivation dafür, Neues, das trägt, zu erlernen. Die Wiederholung des Alten war die Voraussetzung dafür, dass dieses überholt werden und der Blick frei werden konnte für das, was in der Gegenwart wirklich ist.

Zusammenfassend stellen wir fest, dass Lebendiges Lernen Wiederholung und Übertragung voraussetzt, denn

- nur dadurch, dass wir vergangene Erfahrungen in die Gegenwart übertragen, können wir uns in dieser orientieren. Die Orientierung am Vertrauten, an dem, was wir kennen und wissen, gibt uns die Sicherheit, die wir brauchen, um Neues zu wagen.
- Das Verharren in der Wiederholung des Vergangenen konfrontiert uns mit der Begrenztheit unseres Reagierens in der Gegenwart und damit mit der Notwendigkeit, unsere Grenzen zu überschreiten.
- Die Erfahrung des »Nicht-Mehr« (Tragens des Alten) liefert die Voraussetzung für einen Entwurf des »Noch-Nicht«. Die Motivation zum Lernen ist an Utopien gebunden.

III.4 Angst – Widerstand – Störung

III.4.1 Angst

Angst ist zunächst einmal ein angeborenes, notwendiges und biologisch verankertes, aus der Hilflosigkeit des Säuglings entstandenes Reaktionsmuster, das uns auf Gefahren hinweist. Was als Gefahr in einer Gruppe empfunden wird und entsprechend Angst auslöst, hängt zum einen von der individuellen Disposition und der Lebensgeschichte der einzelnen Mitglieder ab, zum anderen aber auch vom System Gruppe als solches und zum Dritten vom Entwicklungsstand der Gruppe. Da es viele unterschiedliche Angst auslösende Situationen in Gruppen geben kann, gibt es auch unterschiedliche Ängste. Zusammenfassend lässt sich sagen, dass Ängste, die in Gruppen auftauchen, mit dem menschlichen Dasein in dieser Welt und mit seinem Angewiesensein auf andere Menschen zu tun haben: mit anderen Worten mit der Dialektik zwischen Autonomie und Interdependenz. Und diese ist in Gruppen naturgemäß besonders spürbar.

Angst in Gruppen entsteht aber auch dann, wenn Richtlinien und klare Strukturen fehlen. Wenn sich das Individuum nicht im Rahmen eines Systems von bekannten Regeln und Normen einordnen kann, fühlt es sich unbeschützt, orientierungslos und es ängstigt sich. Der Mensch hat das Bedürfnis, in ungewohnten Situationen Ähnlichkeiten mit Bekanntem zu suchen und das Unbekannte mit vertrauten Vorstellungen und Reaktionsmustern zu verknüpfen. Neben der Angst vor dem Unbekannten, die naturgemäß in der Anfangssituation eines Gruppenlebens, in der alles noch neu und fremd ist, steht die Angst im Raum, keinen Platz in der Gruppe zu finden, nicht gesehen oder gar ausgestoßen zu werden. Später kommen die Ängste vor dem Übersehenwerden, vor Rivalität, Aggression, Ohnmacht, vor zu viel Nähe und vor zu viel Distanz hinzu und – am Ende eines Gruppenlebens – die Angst vor dem Abschied, der Trennung und der Endgültigkeit. Aber dazu mehr in Kapitel IV.3.

Wenn ein Individuum in einer Gruppe Angst empfindet, dann sind seine primären Reaktionen zunächst einmal dieselben, die auch in anderen als bedrohlich und gefährlich erlebten Situationen auftreten: nämlich die Tendenz, erstarren, fliehen oder kämpfen zu wollen. Hinzu kommen noch – sekundär – viele andere Möglichkeiten, mit Ängsten umzugehen, zum Beispiel die Verleugnung, die Verdrängung, die Bagatellisierung, die Rationalisierung, die Flucht nach vorn, Rückzug, Wut, Aggression und Widerstand.

III.4.2 Widerstand

Widerstand als Reaktion auf Angst ist jedoch nur eine Erklärungsmöglichkeit für das Auftreten von Widerständen in Gruppen. Eine andere ist, dass die Gruppenmitglieder die Ziele, Hintergründe und Motive einer Situation, einer Maßnahme oder einer Intervention der Gruppenleitung nicht oder missverstanden haben bzw. sich nicht mit ihr identifizieren oder sie nicht akzeptieren können oder wollen. Andere Auslöser von Widerständen sind Spannungen und ungelöste Konflikte in der Gruppe oder Rivalitäten der Mitglieder mit der Gruppenleitung oder untereinander. Im letzteren Fall können das Auftreten und das Äußern von Widerstand dem eigenen Profilierungsbedürfnis und dem Kampf um eine (Macht-)Position dienen.

Freud definiert den Widerstand folgendermaßen: »Was immer die Fortsetzung der Arbeit stört, ist ein Widerstand« (Freud, 1900, S. 521).

III.4.3 Störung

Ähnlich definiert Ruth Cohn die Störung: »Was immer sich in den Weg des Plans, der Absicht, der Aufgabe, des Themas einer Person oder einer interaktionellen Gruppe stellt, ist eine Störung« (Cohn, 1984).

Allerdings fasst sie das Konzept der Störung weiter als das des Widerstands. »Störungsquellen im Sinne der TZI sind nicht nur die Störungen des Widerstands, der aus ungelöster psychischer Angst entsteht. Störungsquellen können alle inneren emotionalen Vorgänge und äußeren Gegebenheiten sein, die zur Zuwendung zum Thema oder zur Aufgabe querliegen« (Cohn & Matzdorf, 1992, S. 69).

Auswirkungen von Störungen können sein:

- Der Gruppenprozess wird angehalten.
- Die Interaktion wird auf das gestörte Individuum zentriert.
- Die Auseinandersetzung mit dem vorgegebenen Thema bzw. mit der Aufgabe wird unter- oder abgebrochen.
- Das (scheinbar) konstituierende Gemeinsame der Gruppe wird – zumindest vorübergehend – aufgehoben.
- Das vom Leiter und unter Umständen auch von den Gruppenmitgliedern gewollte Geschehen wird verändert.

Die Störung darf aber nicht nur als Ablenkung oder als Hindernis in Bezug auf die Aufgabenerfüllung gesehen werden, sondern sie liefert auch einen wichtigen »Beitrag zum Gruppengeschehen« (vgl. E. Rubner, 1992), denn sie enthält Hinweise auf

- vernachlässigte Aspekte zum Thema,
- unterbelichtete Anteile im Gruppenprozess,
- bislang fehlende Auseinandersetzung mit der Leitung der Gruppe,
- sich verändernde Gruppennormen,

- gestörte Beziehung des Individuums zur Gruppe und
- die Notwendigkeit, den GLOBE wahrzunehmen.

Die Auslöser von Störungen lassen sich den Kategorien ICH, WIR, ES, GLOBE und »Leitung« zuordnen.

ICH: Im Individuum gelegene Auslöser können beispielsweise sein: lebensgeschichtliche Prägungen, Wiederholungen alter und der Gegenwart nicht mehr entsprechender Reaktions- und Handlungsmuster, Übertragungen (vgl. Kap. III.1.1.), aktuelle Ereignisse und Befindlichkeiten, oder auch die momentane Position in der Gruppe (vgl. Kap. I.3.1.).

WIR: Auslöser, die mit der momentanen Gruppensituation zusammenhängen, sind zum Beispiel der aktuelle Entwicklungsstand der Gruppe mit ihren eventuell phasenspezifischen Konflikten, oder auch andere aktuelle Kommunikations- und Beziehungsstörungen zwischen den Teilnehmern.

ES: Auslöser, die von der Sache, der Aufgabe ausgehen, können beispielsweise sein: unklare bzw. nicht oder kaum lösbare Aufträge, gegen den Willen und das Interesse der Teilnehmer verordnete Arbeiten etc.

Leitung: Auslöser, die von der Leitung ausgehen, können zum einen in der Persönlichkeit der Leitungsperson begründet sein, zum Beispiel

- lehnt sie es ab, anfänglich idealisiert zu werden, und verunsichert dadurch,
- verträgt sie es nicht, im Gruppenprozess entidealisiert zu werden,
- kann sie sich nicht gut gegenüber den Wünschen der Teilnehmer abgrenzen,
- ist sie in ihrer Emotionalität gehemmt und verhindert dadurch das Entstehen von Nähe und Intimität,
- fällt ihr der Umgang mit Aggressionen und Konflikten schwer.

Zum anderen können die Auslöser von Störungen mit den an die Leitung gerichteten Erwartungen zusammenhängen, zum Beispiel Autoritätsprobleme oder die Erwartung »der Papa wird's schon richten«.

Zum Dritten können die Ursachen von Störungen in einem Fehlverhalten der Leitung liegen (z. B. ungenaue Themenformulierungen, unpassende Strukturierungen, nicht zeit-gemäße Interventionen).

Viertens können Auslöser für Störungen, die von der Leitung ausgehen, auch darin liegen, dass sie Regeln und Normen unkritisch und einseitig interpretiert oder sie sogar verabsolutiert. Verabsolutierungen der Axiome, Postulate und Hilfsregeln der TZI können zum Beispiel so formuliert werden: »Wir gehen stets und immer wertschätzend miteinander um«; »Aggressionen sind unerwünscht«; »Veränderung ist immer möglich – bis zum Schluss, bis zum Tod«;

»Gefühl ist alles, Verstand ist verdächtig«; »Es gibt kein ›Nein‹, sondern nur ein ›Noch nicht‹«.

GLOBE: Die durch den GLOBE bedingten Auslöser können vielfältig sein. Sie reichen von atmosphärischen, gesellschaftlichen und politischen Einflüssen über das aktuelle Umfeld der Gruppe bis hin zu den unterschiedlichen persönlichen, sozialen und religiösen Prägungen der Teilnehmer, die aus der Vergangenheit in die Gegenwart hineinwirken.

Die *Äußerungsformen von Störungen* sind vielfältig, sie können beispielsweise sein: Besserwisserei, Ablehnung, Kritik, Gegenargumentation, Vorwürfe, Polemik, sturer Formalismus, Teilnahmslosigkeit, Zweifel, Unaufrichtigkeit, Argwohn und Misstrauen, Ausflüchte, Befürchtungen, Beschwerden, Passivität (Wunsch, gefüttert zu werden und den Stoff passgenau serviert zu bekommen) und Trotz.

Sie können sich aber auch in Form von Ausweichverhalten äußern, wie zum Beispiel Müdigkeit, Schweigen, demonstratives Leiden, Lamentieren, Bagatellisieren, Vorher-wissen-Wollen, Blödeln, Dinge-ins-Lächerliche-Ziehen, Diskutieren von Nebensächlichem, verspätetes Erscheinen.

Zusammenfassend lässt sich feststellen, dass Widerstände und Störungen nicht etwas sind, das möglichst schnell zu beseitigen ist, sondern dass sie einen wichtigen und unter Umständen auch konstruktiven Beitrag zum Gruppengeschehen liefern können. Es gilt, diesen ernst zu nehmen und gemeinsam mit allen daran beteiligten Personen, das heißt dem »gestörten« Individuum, der Gruppe und der Leitung, zu verstehen zu suchen, warum die Störung gerade hier und jetzt aufgetreten ist. Erst dann sollte an die inhaltliche Bearbeitung der Störung gegangen werden.

Da der Umgang mit Störungen oft eine besondere Herausforderung für die Leitung darstellt, möchten wir an dieser Stelle einige Beispiele anführen:

Wenn sich der Widerstand gegen die von der Leitung gesetzten Themen und Strukturen richtet, dann sollte sie ihre eigenen Motive und Zielsetzungen transparent machen. Oder aber, wenn sie selbst findet, sie habe einen Fehler begangen, dann sollte sie diesen zugeben und zu erklären versuchen, wie es zu dieser Fehlleistung gekommen ist. Sind hingegen Konflikte und Spannungen zwischen den Teilnehmern die Auslöser, dann gilt es, diese zu bearbeiten. Das wiederum heißt, dass die Leitung den Betroffenen den Raum geben sollte, den sie brauchen, um ihre Sichtweisen des Konflikts und die damit verbundenen Emotionen darzulegen, und sodann den Raum dafür geben, dass Auseinandersetzung und Klärung zwischen den Kontrahenten möglich werden. Wenn Wahrnehmungsverzerrungen durch Übertragungen und Gegenübertragungen ausgelöst werden, dann kann es hilfreich sein, diese bewusst zu machen und aufzuzeigen.

Bei der Störungsbearbeitung gilt zweierlei:

- Das Potenzial sollte genutzt werden, das alle an der Störung Beteiligten oder von ihr Betroffenen zur Bearbeitung der Störung besitzen und einbringen können.
- Die Störungsbearbeitung soll auf die Wiederherstellung der Arbeitsfähigkeit begrenzt werden.

Beispiele für das Auftreten und das Bearbeiten von Störungen werden in den Fallvignetten (I.3.3. und IV.3.3) beschrieben.

III.5 Krisen in Gruppen

Um die Begriffe »Störung«, »Konflikt« und »Krise« voneinander abzugrenzen, wollen wir an dieser Stelle eine Definition von »Krise« voranstellen.

Eine Krise ist ein Brenn-, Höhe- und Wendepunkt einer Entwicklung:

Die Krise ist der Brennpunkt einer Entwicklung, das heißt, die vorausgegangene Entwicklung ist in der Krise brennpunktartig verdichtet, fokussiert, konzentriert enthalten. Eine genaue Betrachtung der Krise zeigt uns – wie in einem Vergrößerungsglas –, was in der Zeit davor (evtl. unbewusst, nicht beachtet oder nicht verstanden) abgelaufen ist und worum es im Moment geht.

Die Krise ist der Höhepunkt einer Entwicklung, das heißt, in der Krise steigert, vergrößert sich, eskaliert die vorausgegangene Entwicklung. Durch die Steigerung der Quantität des Erlebens entsteht eine neue Qualität, die ganz bestimmte Merkmale enthält.

Die Krise ist der Wendepunkt einer Entwicklung, das heißt, dadurch, dass ein unerträglicher Zustand – durch die gesteigerte Quantität und damit durch die veränderte Qualität des Erlebens – entsteht, ergibt sich die Not-Wendigkeit einer Veränderung. Das »Alte« ist unerträglich geworden, es trägt nicht mehr.

Die eingetretene Veränderung birgt die Gefahr der Regression (des Rückfalls in bereits überwundene Gefühle, Verhaltens- und Reaktionsweisen), aber auch die Chance zur Progression (des Voran-, Fortschreitens der Entwicklung, des Erwerbs von neuen Verhaltens- und Reaktionsweisen).

In der Krise ist die vorausgegangene Entwicklung aufgehoben – »aufgehoben« im dreifachen Sinne des Wortes: enthalten, auf eine höhere Stufe gehoben (also gesteigert) und überholt.

Das subjektive Krisenerleben in einer Gruppe ist vor allem durch Angst geprägt, durch Angst

- vor Ab- und Entwertung,
- vor dem Verlust des bestätigenden Spiegels,
- vor dem Verschlungenwerden,
- vor zu viel Nähe, Kontakt und Abhängigkeit,
- vor dem Ausgestoßen- und Verlassenwerden,
- vor zu viel Distanz,
- vor Liebesverlust, Trennung und dem Selbstständig-sein-Müssen,
- vor Veränderung und Chaos,
- vor der Zerstörung durch eigene und fremde Aggression,
- vor der Festlegung und Endgültigkeit,
- vor Stillstand und Ohnmacht,
- vor Erstarrung und Lähmung,
- vor einem unerträglichen und scheinbar unlösbaren Konflikt,
- vor Verwirrung – als Folge der Angst und des Konflikts.

Eine Person erlebt eine Situation dann als krisenhaft, wenn
- sie die Fähigkeit, auf Distanz zu gehen und sich selbst und andere zu beobachten, verliert,
- sie ihr seelisches Gleichgewicht verliert, und dieser Verlust mit hohem emotionalen Druck verbunden ist,
- die bisher gelernten und angewendeten Bewältigungsmöglichkeiten nicht mehr tragen,
- sie die Situation als große Gefahr empfindet, die eine entsprechende Angst heraufbeschwört.

Aus all dem geht hervor, dass es keine Situation gibt, die »an sich« schon eine Krise wäre, sondern sie ist es immer nur aus der Sicht und im Erleben der Betroffenen.

Krisen in Gruppen können auftreten
- bei einzelnen Teilnehmern,
- zwischen den Teilnehmern,
- in der Auseinandersetzung mit dem GLOBE,
- in der Arbeit an der Aufgabenerfüllung,
- durch den in der Person der Leitung ausgelösten Verlust ihrer Fähigkeit, die Gruppe zu leiten.

In jeder Krise stecken Gefahren und Chancen zugleich. Die Gefahren liegen zum einen in einer – vorübergehenden – Störung des Kontaktes zur Innen- und zur Außenwelt, zum anderen in einer Unterbrechung der Entwicklung und zum Dritten in einem Zurückfallen auf Bedürfnisse, Ängste und Verhaltensweisen, die einem bereits überholten Entwicklungsstand angehören.

Die Chancen einer Krise liegen darin, die Not, die sich aus dem kritischen und kumulierenden Geschehen ergibt, zu wenden, indem neue, bisher nicht gewagte, nicht gesehene oder nicht mögliche Schritte getan werden.

Es ist die Aufgabe der Gruppenleitung beim Umgang mit Krisen, dafür Sorge zu tragen, dass die jeder Krise und jedem Wachstum innewohnende Gefahr der Retardation und Regression zur Möglichkeit der Progression werden kann.

Beispiele für Krisen in Gruppen und den Umgang der Leitung mit diesen finden sich in den Kasuistiken, die in den Kapiteln III.3.1. und IV.3.3. dargestellt sind.

III.6 Träume

Bevor wir uns der Traumarbeit in TZI-Gruppen zuwenden, möchten wir – einführend in die Thematik – einige theoretische Überlegungen zu Wesen und Funktion des Traumes, zur Traumdeutung und zur Rolle von erzählten Träumen im Verlauf eines Gruppenprozesses vorausschicken (vgl. A. Rubner & E. Rubner, 2007).

Der Begriff »Traumarbeit« wird von uns in einem doppelten Sinn verwendet. Zum einen in dem von Freud geprägten und definierten Sinne (Freud, 1900, S. 283ff.) – nämlich als Prozess der Verarbeitung des latenten Trauminhalts, also des unsichtbar bleibenden Hintergrunds, in den manifesten Traum, also in die sichtbar werdende Traumfassade.

Zum anderen meinen wir damit das Auftauchen von Träumen einzelner Gruppenmitglieder und deren Bearbeitung im Verlauf eines Gruppenprozesses.

III.6.1 Zur Bedeutung und Funktion des Traumes

Der Traum ist etwas anderes als die Tageswirklichkeit, doch enthält er Bildelemente aus dem Tageserleben. Die Voraussetzung für die Traumbildung ist der Schlaf. Im Schlaf ist das Individuum von der Welt getrennt, im Traum aber ist es *in* der Welt und die Welt ist *in* ihm – durch seine intrapsychischen Bilder.

Wir können den Traum verstehen

- auf der Objektstufe: als Widerspiegelung, Reaktion und/oder Verarbeitung von realen äußeren Begebenheiten aus Vergangenheit (Erfahrungen, Erinnerungen aus der Kindheit) und Gegenwart (Erlebnisse, Affekte, Wünsche, Ängste, Konflikte, Fantasien des täglichen Lebens),

- auf der Subjektstufe: als Widerspiegelung bzw. Darstellung von inneren Zuständen, Persönlichkeitsanteilen, Befindlichkeiten und Abläufen. Im Traum begegnen wir (verborgenen) Wesenszügen und Anteilen von uns selbst (körperlichen Reizen und Signalen, Fantasien, Hoffnungen, Befürchtungen, Wünschen, Triebimpulsen und deren Abwehr). »Außenwelt und Innenwelt sind im Traum wieder eins geworden« (Kemper, 1977, S. 168).

Wenn wir einen Traum erfassen wollen, müssen wir also versuchen, erstens die Beziehung des Träumers zur äußeren Wirklichkeit, zweitens die zu seiner Lebenszeit (Vergangenheit, Gegenwart, Zukunft) und drittens die zu seiner inneren Wirklichkeit zu verstehen.

Zum Traumverständnis gehört aber auch ein Wissen um die Funktionen des Traums – im Allgemeinen und im Speziellen für den Träumer in seiner aktuellen Situation. Diese Funktionen sind

- intrapsychische Erregung zu binden und so »Hüter des Schlafs« (Freud) zu sein,
- eine imaginäre Wunscherfüllung zu gewährleisten,
- kompensatorisch für im Wachzustand vernachlässigte Seiten zu wirken, indem diese nächtlich zu neuem Leben erweckt werden (Jung, 1916; Maeder, 1949),
- als Ausgangspunkt für Assoziationen zu dienen, denn der Traum ist nach Freud der »Königsweg zum Unbewussten«,
- hinzuweisen auf vorhandene Entwicklungsmöglichkeiten und -notwendigkeiten,
- Lösungsversuche von bestehenden aktuellen Konflikten anzubieten.

III.6.2 Zur Traumdeutung

In der 1900 erschienenen *Traumdeutung* schreibt Freud: »Die seelische Arbeit bei der Traumbildung zerlegt sich in zwei Leistungen: die Herstellung der Traumgedanken und die Umwandlung derselben zum manifesten Traum« (Freud, 1900, S. 510). Das, was wir nach dem Erwachen erinnern, ist der *manifeste Traum*, der aus dem Material der *latenten Traumgedanken* (Kindheitserinnerungen, Tagesreste, Körpersensationen, Anspielungen auf die gegenwärtige Übertragungssituation u. a. m.) entwickelt wird. Der Traum entsteht durch die *Traumarbeit*, also durch jenen Prozess, der die latenten Traumgedanken in den manifesten Traum verwandelt – mittels der Mechanismen der Verschiebung, Verdichtung, der Darstellung durchs Gegenteil, der Symbolbildung, Umwandlung in Bilddarstellung und anderes mehr. Mit anderen Worten: Der manifeste Traum ist die überarbeitete und entstellte Version des latenten Inhalts.

In der Traumdeutung versuchen wir diesen Prozess wieder rückgängig zu machen, indem wir die latenten, ver- und entstellten Traumgedanken und den Weg ihrer Umwandlung in den manifesten Traum rekonstruieren. Dabei geht es darum, die Bedeutung des Traumes erfassbar zu machen. »Deuten eines Traumes meint doch offensichtlich das Erfassen seiner verborgenen Bedeutung« (Kemper, 1977, S. 181). Dieses Erfassen kann auf zweierlei Wegen geschehen:

- einem naiven, spontanen und vorwissenschaftlichen Deuten des Traumes
- einem systematischen, vorsätzlichen und wissenschaftlichen Deuten des Traumes

Das naive, spontane Deuten eines Traumes

Dieses – jenseits von reflektierter Bewusstmachung – stattfindende Erfassen eines Traumes ist, wann immer wir uns mit Träumen, den eigenen oder denen von anderen, beschäftigen, unmerklich im Spiele. Es kann bereits so früh – auf der Seite des Träumers – erfolgen, dass es am Ende noch in den Traum selbst einfließt und ihn mit einem bestimmten (fröhlichen, bedrückten, ängstlichen, ärgerlichen) Gefühl erwachen lässt, das einen bestimmten Handlungsimpuls nach sich zieht. In einem vorbewussten, unterschwellig ablaufenden Prozess der Selbstdeutung kann der Träumer zu einem spontanen Erkennen der Bedeutung, die der Traum für ihn hat, kommen und heilsame Konsequenzen für sich daraus ziehen.

Die Selbstdeutung eines Traumes kann erweitert werden durch die freien Assoziationen, die wir uns zu unseren Trauminhalten einfallen lassen, und die uns Schritt für Schritt zu einem tieferen Traumverständnis führen, durch zeichnerische Auswertung (indem das im Traum Erlebte zeichnerisch nachgestaltet und so noch einmal »fassbar« gemacht wird) oder auch durch »Amplifikationen« (Erweiterung des Traummaterials mit dem in Märchen und Mythen vorkommenden Material).

Die genannten Mittel der spontanen Selbstdeutung spielen ebenso bei der *Fremddeutung*, das heißt der Deutung durch einen anderen Menschen, eine Rolle.

Wenn wir einem anderen Menschen – in einem nicht-therapeutischen Kontext – unsere Träume erzählen, dann tun wir dies in der Erwartung, dass seine Reaktionen zu einem besseren Verständnis unseres Traumes, also zur Traumdeutung beitragen können. Im Allgemeinen erzählen wir unsere Träume auch nur solchen Menschen, denen wir Vertrauen entgegenbringen, denn wir wissen – bewusst oder unbewusst –, dass wir durch die Erzählung von unseren Träumen viel von uns selbst preisgeben. Und wenn gar die Person, der wir den Traum erzählen, auch noch in unserem Traum vorkommt, dann sagen wir damit auch etwas über unsere gegenwärtig subjektiv erlebte Beziehung zu diesem Menschen aus.

Das Erzählen eines Traumes kann auch dazu dienen, unseren Zuhörer an den durch den Traum ausgelösten Gefühlen teilhaben zu lassen oder auch dazu, dass er die möglicherweise heftigen Affekte auffängt.

Und tatsächlich kann der Zuhörer nicht umhin, an der Erzählung des Traumes und am Erleben des Träumers zu partizipieren – vorausgesetzt, er ist willens, sich auf das Gehörte und das dadurch in ihm ausgelöste Erleben einzulassen. Wenn ich seelisch-geistige Phänomene eines anderen erfassen will, dann kann ich dies nur, indem ich mich mit diesem anderen identifiziere. Diese Identifikation hat immer *auch* eine subjektive Dimension, die ebenso unvermeidlich wie notwendig ist. »Unvermeidlich«, weil all meine Wahrnehmung eine subjektive ist, und »notwendig« zum einen, um die Subjektivität des anderen zu erreichen, und zum anderen, um diese zu erweitern durch eine gewisse Projektion unseres eigenen Selbst.

Und diese Projektionen fließen ein in all die Gedanken und Gefühle, die Einfälle und Assoziationen, die in mir als Reaktion auf den gehörten Traum bzw. auf den Träumer ausgelöst werden. Und sie fließen ein in meine Traumdeutungen – ebenso in die nicht-wissenschaftliche oder nicht-therapeutische wie in die wissenschaftliche und therapeutische. Und für beide Formen der Traumdeutung brauche ich Verständnis für den Träumer in seinem gesamten Sein.

Das systematische, vorsätzliche Deuten eines Traumes

Während das Verständnis beim spontanen und naiven Traumdeuten ein eher intuitives und unreflektiertes ist, erfordert das systematische und vorsätzliche Traumdeuten ein kognitives und reflektiertes Verstehen des Träumers, seiner Lebensgeschichte, seiner Ängste und Wünsche, seiner Hoffnungen und Befürchtungen, seiner Schwächen und Stärken, seiner Beziehungen in Vergangenheit und Gegenwart. Und wir brauchen Ordnungskategorien, mit denen wir die Fülle des Traummaterials sondieren und gliedern können. Als solche bieten sich an: die Beziehung des Träumers zur äußeren und zur inneren Welt und die zur Zeit (zu seiner Vergangenheit, Gegenwart und Zukunft).

Ein Traum kann betrachtet werden – je nach Akzentsetzung – unter dem genetisch-retrospektiven Aspekt: Was hat der Träumer in Vergangenheit und

Gegenwart nicht (genügend) verwirklicht? Er kann aber auch unter dem final-prospektiven Aspekt betrachtet werden: Was hat der Träumer bisher vernachlässigt? Was will er in Gegenwart und Zukunft beachten? Was wird (nicht) geschehen, wenn es so weitergeht?

Während sich der »naive« Traumdeuter einem Brain- und Affektstorming überlassen kann, sollte der »wissenschaftliche« Traumdeuter systematisch, das heißt schrittweise, vorgehen – im Bewusstsein, dass jeder Traum auf verschiedenen Ebenen und unter verschiedenen Blickwinkeln betrachtet werden kann. Er sollte sich zu jeder Zeit darüber im Klaren sein, auf welcher Ebene er sich gerade bewegt – gerade weil er über die Fähigkeit verfügt, ein- und dasselbe Geschehen unter verschiedenen Perspektiven zu betrachten. Seine Fähigkeit zum empathischen Verstehen und zum Identifizieren, über die auch der »naive« Traumdeuter verfügen sollte, muss gepaart sein mit der Fähigkeit zur Abstraktion, mit der Bereitschaft zum unvoreingenommenen Zuhören und mit dem Wissen um die Mechanismen der Traumarbeit.

Bevor er eine Traumdeutung ausspricht, sollte der Traumdeuter

- zunächst den Träumer zur Selbstdeutung auffordern, denn im Grunde weiß (auch wenn dieses Wissen vorerst noch un- oder vorbewusst ist) nur dieser selbst, warum er was gerade jetzt und wie träumt,
- sich die Assoziationen etc. des Träumers mit »frei schwebender Aufmerksamkeit« (Freud) und unvoreingenommen anhören,
- die Gefühle, die Grundstimmung des Traumes erfassen,
- ein Thema aus dem Traum kondensieren (eine knappe Aussage über das Geschehen im Traum erarbeiten),
- die subjektive Bedeutung der Traumsymbole nachvollziehen.

All das bedeutet, dass die jeweils gegebenen Traumdeutungen immer nur Angebote an den Träumenden sein können. Nur dieser kann entscheiden, ob sie zutreffend sind, das heißt, ob sie ihn be-treffen oder auch nicht.

Dann erst gilt es, den folgenden hilfreichen Dreierschritt bei Traumbearbeitungen anzuwenden: Die Leitung hat erstens durch Konfrontation auf mögliche Diskrepanzen zwischen Gesagtem und Gefühltem hinzuweisen, zweitens durch Klärung zu helfen, dass Fantasie und Realität auseinandergehalten werden können, und drittens durch Rekonstruktionen auf die Aktualisierung vergangener Ereignisse aufmerksam zu machen. All diese Interventionen bahnen und stützen die eigentliche Deutung, die eine Wiederbegegnung mit uns selbst, mit vor uns selbst verborgenen Anteilen, Wesenszügen und Erlebnissen ermöglichen und zur weiteren Mitarbeit des Träumers anregen soll.

Die Ziele der systematischen Deutung sind dieselben wie die der spontanen:

- dem Träumer (wieder) einen Zugang zu etwas ihm bisher Unzugänglichem zu eröffnen
- zur Reintegration von Persönlichkeitsanteilen zu verhelfen, die er bisher nicht wahr-nehmen und wahr-haben konnte
- auf jene Zukunftsaspekte zu verweisen, die sich in der Gegenwart ankündigen

Es gilt also, die Traumbilder so zu dechiffrieren, dass der Träumer die Möglichkeit bekommt,

- die Brücke zwischen seiner Innen- und seiner Außenwelt zu beschreiten,
- eine Verbindung zwischen seinem wachenden und träumenden Ich herzustellen,
- den Zusammenhang von gegenwärtigem mit vergangenem Erleben und Verhalten zu verstehen,
- unter Umständen anstehende Schritte in die Zukunft zu erkennen.

III.6.3 Zur Traumarbeit im Verlauf eines Gruppenprozesses

Die Probleme der Wachexistenz und der aktuellen Gegenwart beschäftigen uns auch im Schlaf – und zwar umso mehr, je mehr sie im Tagesverlauf vernachlässigt oder verleugnet wurden. Und umgekehrt: Träume und deren gefühlsmäßige Atmosphäre wirken in unseren Wachzustand: derart, dass wir unter Umständen so davon okkupiert sind, dass wir nicht mehr frei sein können für das aktuelle Tagesgeschehen. Dann liegt – um es in der TZI-Sprache auszudrücken – eine »Störung« vor.

Der Traum dient der Verarbeitung der äußeren Wirklichkeit in Vergangenheit und Gegenwart. Zu dieser äußeren Wirklichkeit gehört im Verlauf eines TZI-Seminars auch die Gruppe. Die Trauminhalte, die auftretenden Personen, Objekte etc. sagen uns also nicht nur etwas über die Vergangenheit des träumenden Individuums, sondern auch etwas über sein gegenwärtiges emotionales Erleben und seine momentanen Beziehungen zu den anderen Gruppenmitgliedern und zur Gruppenleitung.

Träume, die während eines solchen Seminars geträumt werden, haben zusätzlich zu den bereits genannten Funktionen noch eine weitere: Sie »gehören« sozusagen nicht nur (zu) dem träumenden Individuum, sondern sie sind auch Teil und Ausdruck des gerade ablaufenden Gruppenprozesses. Der – scheinbar – individuelle Traum stellt eine Schnittstelle dar zwischen der träumenden Person und der Gruppendynamik, auf die er – unter anderem – verweisen kann. Er ist also die Figur, die vor dem Hintergrund des gerade ablaufenden Gruppenprozesses in den Vordergrund tritt.

Dies ist spätestens dann der Fall, wenn die – zu Beginn der Gruppenentwicklung – noch vereinzelt agierenden Teilnehmer anfangen, zu einer Gruppe zusammenzuwachsen. In einer Gruppe im eigentlichen Sinne ist das Tun und Lassen jedes einzelnen Gruppenmitglieds nicht mehr nur durch seine eigene Person bestimmt, sondern auch dadurch, dass es zu einem Teil des Gruppenganzen geworden ist. Als Teil dieses Ganzen nimmt es Einfluss auf dieses und wird durch dieses beeinflusst – so wie die einzelnen Töne einer Melodie nicht mehr nur einzelne Töne sind, sondern in ihrem Zusammenklang die Melodie ausmachen, die ihrerseits den einzelnen Tönen wiederum ihre Bedeutung im Gesamtzusammenhang zuweist.

Die Äußerungen eines einzelnen Gruppenmitglieds, also auch seine Träume, sind als Knoten im Netzwerk zwischen den vertikalen Linien der Lebensgeschichte und den horizontalen der Gruppensituation zu verstehen. Die Teilnehmer einer Gruppe befinden sich untereinander sowohl in verbaler wie in nonverbaler, in bewusster wie in unbewusster, in willkürlicher wie in unwillkürlicher Kommunikation und Interaktion. Neben der bewussten, meist sprachlichen Verbindung läuft parallel auch ein unbewusster Prozess der Resonanz, der es ermöglicht und notwendig macht, alle scheinbar individuellen Äußerungen und Träume auch als eine Reaktion auf die gerade gegebene Gruppenspannung und Gruppensituation sowie auch auf die Rahmenbedingungen, also den GLOBE, zu begreifen. Diese bilden den Hintergrund für die in den Vordergrund tretende »Figur« des Traumes.

Die Traumarbeit eines Individuums im Verlauf eines TZI-Seminars ist also nicht nur das Produkt seiner individuellen Befindlichkeiten und Konflikte, sondern auch Ausdruck der jeweiligen Gruppensituation bzw. -entwicklung. Somit verweisen die Träume auch auf Themen von vergangenen, gegenwärtigen oder sich ankündigenden Gruppenphasen (vgl. Kap. IV). Sie zeigen also gleichermaßen die individuellen Entwicklungsmöglichkeiten und -notwendigkeiten auf als auch die der Gruppe. In ihrer prospektiven Funktion bieten sie möglicherweise sogar Lösungsversuche für bestehende aktuelle Konflikte an.

Was heißt nun die geschilderte Wechselwirkung zwischen Individuum und Gruppenprozess für die während eines Seminarverlaufs auftretenden und erzählten Träume?

Bevor Träume in einer Gruppe erzählt werden, müssen sie geträumt und erinnerbar sein. Das, was abrufbar ist, ist immer der manifeste Traum. Wenn ein Traum in einer Gruppe erzählt wird, dann setzt dies ein Mindestmaß an Vertrauen voraus. Und da die Vertrauensbildung unter anderem auch Zeit braucht, werden Träume, wenn es sich zum Beispiel um ein fünftägiges TZI-Seminar handelt, oft erst am zweiten oder am dritten Tag veröffentlicht. Ein Gruppenmitglied, das seinen Traum erzählt, tut dies meist in der (vor-)bewussten Erwartung, durch die Reaktionen der anderen Mitglieder zu einem besseren Verständnis dieses Traumes und seiner selbst zu gelangen.

Jedes einzelne Gruppenmitglied wird in seinen Reaktionen auf einen gehörten Traum auf dem Hintergrund seiner Lebensgeschichte, seiner Konflikte, Wünsche und Ängste reagieren – also mit jenen Motiven, die durch das »Leitmotiv« des erzählten Traumes in ihm angeklungen sind. Diese individuellen Reaktionen werden sich – in der gemeinsamen Arbeit an einem Traum – zu einer neuen »Melodie« zusammenfinden, einer Melodie, in der die ursprünglichen Motive aufgehoben sind: Sie werden wahrgenommen (vielleicht erstmalig), sie kommen zum Klingen und sie verbinden sich zu einem neuen Ganzen.

Die Antworten der Gruppenmitglieder auf den gehörten Traum entstehen aus dem Prozess der naiven und spontanen Fremddeutung: Sie identifizieren sich mit dem Träumer, sie fangen die darin enthaltenen Affekte auf, sie assoziieren zu den gehörten Details, sie verbinden diese mit den Erlebnissen und Kenntnissen, die sie bisher im Seminar mit ihm und unter Umständen auch mit sich selbst gehabt haben, und sie projizieren eigene Gedanken, Gefühle, Wünsche und Ängste. Mitunter wird auch durch die Thematik des Traumes ein Bewusstwerdungsprozess in Bezug auf die eigene Problematik angeregt und so die eigene Selbsterkenntnis erweitert.

Zusammenfassend: Zwischen dem Träumer und der Gruppe findet ein wechselseitiger Austausch statt, ein Miteinander-Teilen, das zum Mitteilen wird.

Der Prozess der Traumbearbeitung, der Traumarbeit in der und durch die Gruppe, führt darüber hinaus auch zum Fortschreiten der Gruppenentwicklung: Er verbindet die einzelnen Gruppenmitglieder durch die gemeinsame Aufgabenbearbeitung, er wirkt vertrauensbildend, er enthält die Chance aufzudecken, was bisher in der Gruppe verborgen und verdrängt war, jetzt aber »dran« ist, unter Umständen bietet er sogar Lösungsversuche für bestehende Konflikte an, und er macht bewusst, wie sehr alle miteinander im Gruppennetzwerk verbunden sind.

All dies geschieht aber nur dann, wenn die Gruppenleitung durch die von ihr gesetzten Strukturen und Interventionen den Weg zu diesen Zielen bereitet. Es ist nicht die Aufgabe der TZI-Leitung, diesen Weg selbst oder gar alleine zu gehen, wohl aber die Rahmenbedingungen dafür zu schaffen, dass die Gruppe zu diesen Zielen gelangen kann. Und das tut sie, wenn sie die Traumbearbeitung thematisiert, also ein vorsätzliches Vorgehen initiiert und Strukturen setzt, die eine systematische Traumarbeit ermöglichen.

Auch wenn die Traumarbeit durch die Interventionen der Gruppenleitung vorsätzlich und systematisch erfolgt, so ist sie dennoch nur zum Teil gleichzusetzen mit dem, was wir bisher zum Thema »systematische, vorsätzliche Traumdeutung« gesagt haben. Und da sie nur zum Teil mit dieser gleichzusetzen ist, wollen wir in nach der TZI geleiteten Gruppen nicht von »Traumdeutung« im eigentlichen Sinne, sondern von »Traumbearbeitung« bzw. von »Traumarbeit« sprechen.

Die Unterschiede zwischen dieser Form von Traumarbeit und der wissenschaftlichen oder gar psychoanalytischen Traumdeutung liegen zum einen in den Zielen der Traumarbeit: In TZI-Gruppen geht es nicht um eine tief gehende Bearbeitung der gegenwärtigen und vergangenen Erlebnisse, der Wünsche, Sehnsüchte, Begierden und Konflikte des träumenden Individuums, auch nicht um eine gründliche Rekonstruktion des manifesten Traums in die latenten Traumgedanken. Neben den oben bereits genannten Zielen geht es – auf der individuellen Ebene – darum, mithilfe des Traums »Störungen« zu bearbeiten. Denn der Traum, der erzählt wird, verweist unter anderem auch darauf, dass die Aufmerksamkeit des Träumers gebunden ist – möglicherweise so sehr, dass er dem Gruppen- und Themenprozess im Moment nicht mehr folgen kann, er also in seinen Möglichkeiten der Mitarbeit »gestört« ist. Außerdem sagt uns sein Traum etwas über die Art und Weise, wie er im Moment seine Außenwelt, den GLOBE der Gruppe erlebt.

Und auf der Gruppenebene geht es darum, die Hinweise auf die gerade ablaufende oder sich ankündigende Gruppenphase, auf bisher Zu-kurz-Gekommenes und sich Ankündigendes zu erkennen.

Die Unterschiede zur psychoanalytischen Traumdeutung liegen auch in der Rolle der TZI-Leitung. Diese ist nicht *die* Übertragungsfigur par excellence, die der Analytiker sein soll, und sie ist auch keine professionelle Traumdeuterin, wohl aber sollte sie jene Funktionen ausfüllen, die den Prozess der Traumbearbeitung in der und durch die Gruppe ermöglichen. Und das heißt, dass sie die dafür passenden Themen und Strukturen setzen und gegebenenfalls auch »modell-partizipatorisch« wirken sollte, indem sie eigene Einfälle und Assoziationen zum Traum bringt.

Die Struktur bzw. die Vorgehensweise, die wir in Bezug auf die Traumarbeit in TZI-Gruppen entwickelt haben, die sich unseres Erachtens bewährt hat und auf deren Einhaltung wir achten, ist folgende:

- ➢ Der Träumer erzählt seinen Traum.
- ➢ Die Zuhörer stellen Verständnisfragen (nur solche!).

- Fragen zum Umfeld des Traumes: Wann, wo, in welcher Situation wurde der Traum geträumt? Warum gerade da?
- Der Träumer assoziiert frei zu seinem Traum.
- Die Zuhörer assoziieren zu dem, was ihnen passend zum Träumer erscheint.
- Der Träumer reagiert auf diese Assoziationen, dazu, was ihn besonders anspricht und was nicht. Und was ihm selbst noch an weiteren Einfällen kommt.
- Der Träumer und die Gruppe werden aufgefordert, zu überlegen, welcher rote Faden sich durch den Traum zieht und was der latente Inhalt, die Botschaft des Traumes sein könnte.
- Die Gruppenmitglieder assoziieren zu jenem Traumdetail aus dem Traum des Träumers, das sie aufgegriffen haben. Warum gerade dieses? Was hat dies mit ihnen selbst zu tun?
- Fragen an die Gruppe bzw. an die einzelnen Mitglieder: Was assoziiere ich zu diesem Traum in Bezug auf unsere momentan vorherrschende Gruppenphase? Welche meiner gegenwärtigen, vielleicht noch latenten und/oder auch schon manifesten Einstellungen, Wünsche, Befürchtungen, Gefühle sprechen auf diesen Traum an?
- Abschließend die Frage an den Träumer: Wie geht es dir jetzt, nach dieser Arbeit an deinem Traum? Was hast du verstanden, was nimmst du mit?

III.6.4 Fallvignette

Abschließend möchten wir das bisher theoretisch Gesagte anhand eines konkreten Beispiels illustrieren:

> Gerda erzählt am Morgen des zweiten Tages in einem Persönlichkeitskurs folgenden Traum: »Ich tanze mit einer Freundin in einer mir unbekannten Gruppe. Plötzlich verliert meine Freundin den Kopf. Da ist kein Blut und nichts Grausiges – aber ich bin trotzdem entsetzlich erschrocken. Und ich will weglaufen.«
>
> Verständnisfragen der Gruppenmitglieder und die Antworten Gerdas:
>
> »Ist das eine enge Freundin von dir?« Gerda: »Ja – ich mag sie, weil sie so ganz anders ist als ich, so gefühlsbetont. Aber oft geht sie mir damit auch auf den Wecker.«
>
> »Wie ist deine gegenwärtige Beziehung zu dieser Frau?« (Die sich anschließende Frage: »Hast du vielleicht gerade Krach mit ihr gehabt?« wurde von der Leitung zurückgewiesen, da sie bereits eine Deutungshy-

pothese enthält.) Gerda: »Ich habe schon seit längerem, ca. seit fünf bis sechs Wochen keinen Kontakt mehr mit ihr gehabt, aber das tut eigentlich nichts. Wir sind im Allgemeinen gerne zusammen und wir haben zurzeit auch keine Probleme miteinander.«

»Tanzt du gerne?« Gerda: »Eigentlich schon, weil ich mich gern bewege. Ich mag es, wenn klare Tanzschritte vorgegeben sind oder mich mein Partner führt. Das freie Tanzen, wie es jetzt so üblich ist, mag ich nicht.«

In welcher Situation wird der Traum geträumt?

»Ich habe diesen Traum schon zu Hause geträumt – in der Nacht, bevor ich hierher gefahren bin. Aber gestern wollte ich ihn noch nicht erzählen.«

Gerdas eigene Assoziationen:

»Ich muss immer einen kühlen Kopf bewahren und den Überblick behalten. Den Kopf zu verlieren ist ganz schrecklich für mich, vor allem, wenn ich auf ihn angewiesen bin. Zum Beispiel in Situationen, in denen ich mich nicht zurechtfinde. Oder wenn ich jemanden neu kennenlerne, dann brauche ich Abstand und Überblick. Wenn ich auf einen Kurs fahre, dann mache ich mir vorher klar, dass ich meinen Verstand gebrauchen und mich an ihm festhalten muss, um nicht in einem Gefühlschaos zu versinken. Gefühle sind für mich ein unsicherer Boden. Und ich wusste ja, dass es in diesem Seminar um Gefühle und Selbsterfahrung und persönliches Sich-Zeigen gehen wird.«

Assoziationen der Gruppenmitglieder:

Zu Gerda:

Franz: »Ich habe dir gestern in der zweiten Sitzung, als es um den ersten Eindruck ging, den wir voneinander haben, gesagt, dass du auf mich eher kühl und rational wirkst, dass ich mir aber auch vorstellen kann, dass du ganz schön heftig werden kannst.« Birgit: »Als du den Traum gehabt hast, waren wir noch eine unbekannte Gruppe für dich.« Lore: »Gestern hast du von einem Konflikt mit einer Arbeitskollegin gesprochen, wo du ziemlich kopflos reagiert hast, und einfach nur noch die Türen geschmissen hast und abgehauen bist.«

»Wenn dies mein Traum wäre«:

Otto: »Ich würde mich schuldig fühlen. Habe ich – durch mein Tanzen – dazu beigetragen, dass sie den Kopf verliert?«

Lisa: »Ich tanze gern mal ganz kopflos – und das dann lieber mit Männern als mit Frauen.«

Christa: »Ich wäre gerade dadurch erschreckt, dass da kein Blut fließt!«

Leitung: »Wenn ich auf einen Kurs fahre, denke ich mir manchmal, dass es schön wäre, wenn ich es mir leisten könnte, dort den Kopf zu verlieren – aber ich weiß zugleich, dass ich mir das eben in meiner Leitungsrolle gerade nicht leisten darf. Und wenn es doch passiert, dann muss ich schauen, ihn schnell wiederzufinden und zu verstehen, warum dies gerade passiert ist.«

Gerdas Reaktionen und weitere Assoziationen:

»Dass ich mich schuldig fühle, wenn ich den Kopf verliere, das kenne ich! Aber eigentlich, wenn ich ehrlich bin, fühle ich mich dann nicht so sehr schuldig, als vielmehr: ich schäme mich dafür.«

»Ich tanze eigentlich auch lieber mit Männern, aber da ist dann die Gefahr, den Kopf zu verlieren, wenn man sich verliebt, auch größer – und das genau will ich eben nicht, schon gar nicht auf einem Seminar wie diesem, wo man sich nach fünf Tagen nie wiedersieht.«

»Merkwürdig, dass mich die Tatsache, dass da kein Blut floss, eher beruhigt hat. Vielleicht ist es gar nicht immer so schlimm, den Kopf zu verlieren? Vielleicht wünsche ich mir das ja auch manchmal.«

»Ich bin hier ja auch nicht in der Leitungsrolle, ich dürfte schon, wenn ich mich trauen würde!«

»Mir fällt ein Spruch vom Valentin ein: ›Mögen täten wir schon wollen, aber dürfen haben wir uns nicht getraut.‹ «

Gibt es einen roten Faden?

Der rote Faden, der sich im Moment herauskristallisiert, ist der Konflikt zwischen dem Wunsch, sich emotional und triebhaft fallen zu lassen, und der Furcht davor. Die latente Botschaft lautet: »Sei dir deiner Wünsche bewusst, damit sie dich nicht überfallen, denn dann erst wird es gefährlich.«

Assoziationen der Gruppenmitglieder zu jenem Traumdetail, auf das sie sich bezogen haben: Otto: »Ich kenne das von mir: Ich fühle mich immer sehr schnell für alles und jeden verantwortlich, vor allem dann, wenn was schiefgeht.«

Lisa: »Na ja – ich hab ja schon gesagt, was das mit mir zu tun hat. So ist es eben bei mir. Und ich muss noch etwas zugeben: Wenn ich die Teilnehmerliste eines Kurses bekomme, dann schaue ich immer gleich mal, wie viele Männer und wie viele Frauen draufstehen. Vielleicht könnte sich ja auch ein interessanter Flirt ergeben.«

Christa: »Für mich ist es besonders schlimm, wenn etwas geschieht, auf das ich nicht gefasst bin und das ich mir nicht erklären kann.«

Leitung: »Dieses Sich-Aufspalten in einen erlebenden, manchmal auch erleidenden und einen beobachtenden, analysierenden Teil – das ist so meine berufliche Rolle!«

Fragen an die Gruppe bzw. an die einzelnen Mitglieder: Was assoziiere ich zu diesem Traum in Bezug auf unsere momentan vorherrschende Gruppenphase? Welche meiner gegenwärtigen, vielleicht noch latenten und/oder auch schon manifesten Einstellungen, Wünsche, Befürchtungen, Gefühle sprechen auf diesen Traum an?

Gemeinsam werden folgende Einstellungen, Befürchtungen und Wünsche erarbeitet, die für die Anfangsphase einer Gruppe, die Phase der Orientierung und Kontaktaufnahme (vgl. IV.3.1.), typisch sind, die also zum Zeitpunkt des Träumens vorherrschend waren: die Angst, seine Individualität und seine Möglichkeit zur Selbststeuerung (seinen Kopf) zu verlieren, die Furcht davor, allein dazustehen, der Konflikt zwischen dem Wunsch nach Zugehörigkeit und Kontakt und der Furcht, dafür einen zu hohen Preis bezahlen zu müssen (einen Kopf kürzer gemacht zu werden, um sich dem allgemeinen Niveau anzupassen), die Angst vor dem Unbekannten – und gleichzeitig die Neugier darauf.

Als der Traum erzählt wurde, herrschten auch schon andere Fantasien, Wünsche, Ängste und Konflikte im Gruppengeschehen vor. In der Gruppe kamen folgende Einfälle auf diese Frage: Die Bereitschaft, die von der Leitung vorgegebenen »Tanzschritte« zu gehen, nimmt ab, es werden eigene Normen gesucht, vielleicht will man ja auch die Leitung oder ein anderes Gruppenmitglied »einen Kopf kürzer machen«, vielleicht will man abwarten, verharren, abspringen oder flüchten. Es geht auch um die Notwendigkeit, genau hinzuschauen, mit wem man kämpfen oder vielleicht auch tanzen und flirten möchte, welche Gefahren und Wünsche möglicherweise mit der Nähe verbunden sein können. Macht er/sie mich einen Kopf kürzer oder ich ihn/sie? Und es geht auch um Scham (wenn ich »kopflos« reagiere) und Schuld (wenn ich durch mein Verhalten den anderen schädige).

Alles in allem sind in den Assoziationen der Gruppenmitglieder bereits Themen enthalten, die die kommenden Phasen (Annäherung und Zusammenarbeit, Differenzierung und Integration, Autonomie und Interdependenz, Vertrauen und Intimität) ankündigen. Hätte Gerda diesen bereits zu Hause geträumten Traum am ersten Tag erzählt, wären die Einfälle und Reaktionen vermutlich spärlicher ausgefallen und um die zu Beginn eines Gruppenprozesses vorherrschenden Einstellungen und Fantasien gekreist.

Gerdas emotionales und rationales Resümee:

»Ich bin froh, dass ich diesen Traum erzählt habe. Mir ist durch eure Beiträge deutlich geworden, dass ich nicht nur die Angst vor dem Kopfverlieren habe, sondern auch, dass ich mir dies irgendwo auch wünsche. Es ist ja auch langweilig, immer so vernünftig zu sein. Vielleicht müsste ich auf die ersten Anzeichen des ›Kopfwackelns‹ achten, dann könnte er locker schwingen, ohne gleich abreißen zu müssen. – Und mir geht es auch insofern gut jetzt, weil ich gesehen habe, dass ich mit meinen Ängsten und Wünschen nicht allein dastehe. Danke euch allen!«

Mit diesem Fallbeispiel wollen wir zusammenfassend zeigen, dass es bei der Traumarbeit in TZI-Gruppen nicht um eine tief gehende psychoanalytische Deutung von unbewussten Konflikten und längst Vergangenem, sich in der Gegenwart Aktualisierendem geht, sondern darum, dass die Gruppenleitung auch und gerade dann, wenn Träume erzählt werden, ihre spezifischen Funktionen im Gruppenprozess ausübt, nämlich

- den Träumer wieder arbeitsfähig zu machen,
- zu verstehen, was im Hier und Jetzt abläuft,
- die Gruppenkohäsion und -lokomotion zu fördern,
- gemeinsame, (möglicherweise noch) latente Gruppenthemen bewusst und bearbeitbar zu machen.

Wir wollen mit dieser (nicht den Anspruch auf Vollständigkeit erhebenden) Darstellung Verständnis für die Bedeutung der Traumarbeit in Gruppen, insbesondere in TZI-Gruppen, wecken und Mut machen dafür, Träume, die im Verlauf eines Gruppenlebens erzählt werden, in dem beschriebenen Sinn zu bearbeiten. Dieser Mut kann auch aus dem Vertrauen in das intuitive und empathische Mitfühlen und -wissen der Gruppenmitglieder um die Be-Deutung eines Traumes gespeist werden.

Die Schwelle, Träume in nach der Methode der TZI geführten Gruppen zu bearbeiten, wird vielleicht auch niedriger, wenn ich mir bewusst mache, dass all das, was in mir durch das Anhören eines Traumes ausgelöst wird und was ich dem Träumer mit-teile, immer nur ein Angebot sein kann – nicht mehr und nicht weniger. Denn es gibt nicht die einzig richtige Traumdeutung, jeder Traum kann auf verschiedenen Ebenen verstanden und erfasst werden. Und es bleibt dem Träumer und jedem einzelnen Gruppenmitglied überlassen, was er bzw. es von dem angebotenen Material für sich aufgreifen will und was nicht.

IV. Entwicklungsphasen in Gruppen

Das von uns entwickelte Phasenmodell baut auf den bereits vorhandenen und in der Literatur veröffentlichten Modellen auf, die von Gruppenanalytikern (wie z. B. Bion, 1990) und von Sozialpädagogen (wie z. B. Bernstein & Lowy, 1969) vorgestellt wurden. Von diesen ausgehend haben wir jahrzehntelang die Prozesse in den von uns geleiteten Patienten- und TZI-Gruppen beobachtet und ein Phasenmodell entwickelt, das sich von den bereits vorhandenen dadurch unterscheidet, dass es

- sechs Phasen (und nicht drei, vier oder fünf) umfasst,
- differenziert die intra- und interpsychischen Prozesse beschreibt,
- konkrete Hinweise auf die phasenspezifischen Funktionen der Leitung enthält und
- die einzelnen Phasen nicht nur nach den auftretenden Phänomenen, sondern auch nach den Zielen benennt, die in der jeweiligen Phase anzustreben sind.

IV.1 Zur Annahme von Entwicklungsphasen einer Gruppe

Dem Versuch, definierbare, aufeinanderfolgende und sich voneinander unterscheidende Entwicklungsphasen einer Gruppe zu beschreiben, muss die Auseinandersetzung mit folgenden Fragen vorausgehen:

- Warum ist es sinnvoll, verschiedene, voneinander getrennte Entwicklungsphasen anzunehmen?
- Inwieweit wirkt das Wissen um bestimmte Entwicklungsprozesse und -phänomene im Laufe eines Gruppenlebens normativ? »Normativ« in zweierlei

> Hinsicht: einmal in dem Sinne, dass der Fokus der Aufmerksamkeit der Gruppenleitung nur noch auf das gerichtet ist, was sie erwartet, sodass andere Phänomene ausgeblendet werden. Zum anderen in dem Sinne, dass die Gruppenleitung bestimmte Ziele und Wertvorstellungen in sich trägt und damit bestimmte Gelegenheiten schafft, die das Erreichen dieser Ziele – und damit auch das Auftreten der entsprechenden Phänomene – begünstigt, während sie andere, bewusst oder unbewusst, ausklammert und damit andere Entwicklungsmöglichkeiten verhindert.

In der ersten Frage ist bereits implizit die Feststellung enthalten, dass eine Gruppe während ihres Bestehens eine bestimmte Entwicklung durchläuft bzw. die Disposition zu einer solchen in sich trägt (vgl. Bernstein & Lowy, 1969; Foulkes, 1974; Grinberg, Langer & Rodrigue, 1971). Diese Annahme ist vergleichbar mit der Tatsache, dass ein Kind bereits bei seiner Geburt beispielsweise die Disposition zum Erwerb des aufrechten Ganges und zur Entwicklung von Sprache und eines Gewissens mitbringt und diese Fähigkeiten – unter entsprechenden Umweltbedingungen – in bestimmten, voneinander abgrenzbaren Entwicklungsschritten erwirbt.

Wenn eine Gruppe – wie wir es getan haben – als eine lebendige soziale Einheit definiert werden kann, die mehr als die Summe ihrer Teile ist, dann ist sie – wie alles Lebendige – bestimmten Werdens- und Vergehens-, Differenzierungs- und Integrierungsprozessen unterworfen, die – bei aller Einzigartigkeit jedes Individuums und jeder Gruppe – doch allgemeiner und übergeordneter Natur sind. Diese allgemeinen Entwicklungspotenzen bedürfen, um sich entfalten zu können, einer bestimmten Umwelt und spezifischer Auslöse-Situationen (ähnlich wie ein Kind nur dann sprechen lernt, wenn es von Menschen umgeben ist, die es lieben und die mit ihm sprechen). Das Wissen um die Möglichkeiten dieses Zusammenspiels liefert die Parameter, anhand derer der jeweilige Gruppenprozess verstanden und gesteuert werden kann.

Die Verhaltensweisen von einzelnen Gruppenmitgliedern können ebenso wie die Reaktionen und Interventionen der Leitung im Allgemeinen nur auf dem Hintergrund der gerade ablaufenden Gruppenphase verstanden werden. Wenn es darum geht, ein bestimmtes Ereignis im Leben einer Gruppe, eine bestimmte Handlung eines Individuums zu verstehen und einen geeigneten Themen- oder Strukturvorschlag zu entwickeln, dann kann dies nur eingedenk des Kontextes der jeweils relevanten Gruppenphasen gelingen. Dasselbe Verhalten kann – je nach dem Entwicklungsstand der Gruppe – ganz unterschiedliche Bedeutungen haben. So kann zum Beispiel die Mitteilung eines intimen Details aus dem Leben eines Gruppenmitglieds oder das intensive Suchen nach Nähe zu Beginn des Lebens einer Gruppe ein Hinweis auf Distanzlosigkeit sein, während dasselbe Verhalten zu einem späteren Zeitpunkt, zum Beispiel in der Vertrauens- und Intimitätsphase, völlig adäquat ist.

Das Wissen um die Entwicklungsphasen einer Gruppe bedeutet für die Gruppenleitung, dass sie bestimmte Umweltbedingungen (Themen, Strukturen, Methoden) schaffen und gezielt Prozesse ermöglichen sollte, die die Gesamtentwicklung der Gruppe voranbringen. Es hilft ihr auch, zu erkennen, ob und inwieweit die einzelnen Mitglieder in dieser Gruppe Entwicklungs- und Lernschritte meistern und miteinander kooperieren können. Mithilfe eines Entwicklungsphasenmodells kann die Leitung schließlich diagnostizieren, auf welchem Entwicklungsstand einzelne Teilnehmer und die Gruppe als Ganzes gerade stehen und welche Hilfestellungen sie unter Umständen geben kann, um erstarrte Entwicklungen wieder in Fluss zu bringen. Wenn von »Entwicklung«, »Entwicklungsstand« und »Entwicklungsphasen« gesprochen wird, ist auch immer – ausgesprochen oder unausgesprochen – von einem Entwicklungsziel die Rede.

Da wir uns in unserer Arbeit der Ziele der TZI bedienen, möchten wir diese hier noch einmal kurz aufführen.

Das auf der Existenzphilosophie und der humanistischen Psychologie basierende Menschenbild der TZI ist sowohl ein beschreibendes und erklärendes als auch ein finales und zielgerichtetes. Wenn Ruth Cohn den Menschen als eine psychosomatische Ganzheit definiert, als ein Wesen, das in der Notwendigkeit lebt, sich zu entscheiden und zu werten, dessen Entscheidungs- und Handlungsspielraum allerdings durch die Antinomie von Autonomie und Interdependenz bedingt wird (vgl. dazu II.3.1), dann beschreibt sie nicht nur, wie der Mensch ist, sondern auch, wie er sein soll. Tatsächlich suchen Theorie und Praxis der TZI Bedingungen zu schaffen, die es dem Einzelnen in der Gruppe ermöglichen, zu mehr Verantwortung für sich selbst, für andere und für seine Umwelt und zu mehr Selbstständigkeit inmitten all seiner Abhängigkeiten zu gelangen.

Voraussetzung dafür ist auf Seiten der Gruppenleitung das Wissen um die bewusst und unbewusst, willkürlich und unwillkürlich wirkenden Kräfte und um die Dynamik und die Phänomene, die das Leben und Wachsen einer Gruppe zugleich ermöglichen, behindern und kennzeichnen.

Und damit sind wir bei der zweiten Frage, der nach der »Normativität« eines Modells (vgl. dazu IV.2).

Die den Menschen bestimmende Notwendigkeit, sich zu entscheiden und zu werten, setzt ein latentes oder manifestes Wertesystem voraus. In der Arbeit mit

Menschen ist dieses Wertesystem implizit immer enthalten, auch dann, wenn ich mir dessen nicht bewusst bin oder meine, ich müsse der lebendigen Vielfalt der individuellen und sozialen Möglichkeiten maximalen Freiraum gewähren bzw. den Einzelnen oder die Gruppe als Ganzes selbst entscheiden lassen, wann sie wie wohin will. Das der TZI immanente Wertesystem bestimmt den Bereich, innerhalb dessen die Leitung die Entwicklung des Einzelnen und der Gruppe anregen, fördern, begrenzen und steuern soll. Es geht um eine Ausweitung der Chairperson-Funktionen, um die Entwicklung von Verantwortung und Vertrauen, von Gruppenzusammenhalt und -zusammenarbeit.

Es gibt keinen »natürlichen«, das heißt sich völlig aus sich selbst heraus entwickelnden, Weg einer Gruppe, vielmehr ist die sich jeweils ereignende Entwicklung immer ein Produkt der Wechselwirkung zwischen dem Einzelnen und der Gruppenmentalität, ein Produkt der Begegnung zwischen der Gruppe und der Leitung, ein Produkt des Zusammenfallens zwischen dem Dort und Damals mit dem Hier und Jetzt und ein Produkt des Zusammenspiels des individuellen GLOBES der einzelnen Mitglieder mit dem sozialpsychologischen, aktuellen Feld dieser Gruppe. Das Wissen um diese Zusammenhänge befähigt und verpflichtet die Gruppenleitung dazu, diese Wechselwirkungen bewusst wahrzunehmen, sie zu steuern und auf die genannten Ziel- und Wertvorstellungen hin zu gestalten. Insofern kann sie gar nicht anders, als normativ zu wirken – entscheidend ist, dass sie sich dessen bewusst ist und weiß, was sie wann, wie, warum und wofür tut. Das Wissen um die möglichen Entwicklungsphasen einer Gruppe und um die Bedingungen, die ein optimales Miteinander ermöglichen bzw. unter Umständen auch verunmöglichen, ist daher eine wichtige Voraussetzung, um Gruppen gut leiten zu können.

Nach der Beantwortung dieser beiden Fragen möchten wir uns jetzt einem weiteren Schwerpunkt dieses Buches zuwenden, nämlich der Beschreibung des von uns erarbeiteten Modells der Entwicklung einer Gruppe.

IV.2 Das Gruppenphasenmodell

Die Darstellung der von uns beobachteten Entwicklungsphasen von Gruppen und der daraus abgeleiteten Hinweise auf die phasenspezifischen Funktionen der Leitung richtet sich an alle Menschen, die in und mit Gruppen arbeiten, also nicht nur an TZI-Gruppenleiter. Das von uns entwickelte Modell soll Gruppenleitungen Hilfestellungen zum Verstehen, Begleiten und Steuern von Gruppenprozessen geben.

IV.2.1 Das Für und Wider eines jeden Modells

Das vorliegende Gruppenphasenmodell ist ein idealtypisches. Es birgt – wie jedes Modell – die Chance, konkret auftretende Ereignisse schneller und klarer wahrnehmen, sie besser verstehen und fehlende Entwicklungen erkennen und wünschenswerte besser steuern zu können. Es birgt aber auch die Gefahr, dass die Gruppenleitung – im Sinne einer sich selbst erfüllenden Prophezeiung – nur noch das beobachtet und wahrnimmt, auf das sie gestimmt ist, und darüber den Blick auf die Einmaligkeit jeder Gruppe verliert. Oder aber, dass sie befürchtet, dass »etwas nicht richtig läuft«, wenn bestimmte Phänomene nicht oder nur ganz subtil auftreten. Freilich kann dieses Phänomen des »Wegbleibens« von wichtigen Entwicklungsschritten auch tatsächlich darauf hinweisen, dass etwas übersehen oder versäumt wurde und eventuell nachzuholen ist, zumindest aber, dass es gilt, zu verstehen, warum eine Entwicklungsstufe ausgeblieben ist oder übersprungen wurde.

Eine andere Gefahr, die von einem bereits formulierten und »fertigen« Modell ausgehen kann, ist die, dass es dazu verführt, es nicht weiterhin auf seine Relevanz für die Theorie und Praxis hin zu hinterfragen, sondern es als gegeben hinzunehmen und damit weitere Forschungen auf diesem Gebiet zu verhindern.

Diese Gefahr im Blick haben wir immer wieder jeden neuen Gruppenverlauf aufmerksam beobachtet und beachtet, ob und wie sich unser Modell in der Praxis verifizieren oder falsifizieren würde. So haben wir beispielsweise festgestellt, dass auf die erste Phase, die wir jetzt »Orientierung und Kontaktaufnahme« (früher: »Orientierung und Abhängigkeit«) nennen, fast nie unmittelbar die Phase der »Differenzierung und Integration« (früher: »Kampf und Flucht«) folgt, so wie wir es in den vorausgegangenen Veröffentlichungen (A. Rubner & E. Rubner, 1991; A. Rubner & E. Rubner, 1992) noch angenommen hatten. Vielmehr konnten wir eine Phase zwischen diesen beiden beobachten, die wir »Annäherung und Zusammenarbeit« genannt haben. Unser ursprünglich fünfphasiges Modell haben wir damit um eine weitere Phase – im jetzigen Modell ist es die Phase zwei – ergänzt.

Wir erklären uns das Auftreten dieser zweiten Phase wie folgt: Nach der in der ersten Phase bestehenden hohen Abhängigkeit von und Orientierung an der Leitungsperson schwenken Aufmerksamkeit und Interesse hin zu den übrigen Gruppenmitgliedern und zur Aufgabe. Wenn die Leitung dadurch, dass sie Themen und Strukturen setzt, eine erste Annäherung aneinander und ein näheres Kennlernen durch die gemeinsame Arbeit an einem Thema ermöglicht, dann können Gefühle von Bekanntheit, Sicherheit und Vertrautheit wachsen.

Und diese wiederum schaffen erst den Boden für den nächsten Schritt, den in die Phase der »Differenzierung und Integration«. Erst dann kann möglicherweise die Enttäuschung an der zunächst idealisierten Leitung geäußert und die Auseinandersetzung mit ihr gewagt werden. Und es bedarf eines vorläufigen Kennenlernens der anderen Gruppenmitglieder, um den auf dieser Entwicklungsstufe fälligen Schritt zur Differenzierung tun zu können. Erst wenn die Teilnehmenden ein – freilich sich immer wieder veränderndes – Bild voneinander gewonnen haben, können sie Unterschiede und Gemeinsamkeiten zwischen sich feststellen, können sie Anziehung, Sympathie, Antipathie, Aggression, Konkurrenz, Nähe, Distanz und anderes mehr empfinden. In dieser Phase ist es die Aufgabe der Gruppenleitung, den Rahmen dafür anzubieten, dass diese Differenzierungsprozesse ablaufen und unterschiedliche Gefühle und Beziehungen ausgedrückt werden können. Das mehr oder weniger bewusste Erkennen, Wahrnehmen und Nutzen der Unterschiede und Ähnlichkeiten zwischen den Gruppenmitgliedern liefert die Voraussetzung für Integration, für das Erleben von Selbstständigkeit und Abhängigkeit und für ein wirkungsvolles Zusammenarbeiten.

Entsprechend haben wir die folgende, die vierte Phase »Autonomie und Interdependenz« genannt.

Über eine fruchtbare und lustvolle Kooperation entwickeln sich immer mehr Gefühle von Vertrautheit, Zusammengehörigkeit, Nähe und Intimität, sodass die Phase »Vertrauen und Intimität« erreicht werden kann.

Was dann noch im Leben einer Gruppe bleibt, ist das Vergehen, das Ende der Gruppe und der Blick auf das Danach und das Draußen. Entsprechend heißt diese sechste und letzte Phase bei uns »Abschied und Ausblick«.

IV.2.2 Wie wir unser Modell verstanden wissen wollen

Um das Gesagte noch einmal zusammenzufassen und klar zu benennen, wie wir selbst unser Modell verstehen und verstanden wissen wollen:

Die sich aus den einzelnen ICHs der Teilnehmenden jeweils um eine Aufgabe bildende Gruppe ist mehr als die Summe ihrer Teile, sie ist eine neue Gestalt und ein eigener, einmaliger und lebendiger Organismus. Und dieser unterliegt – wie alles Lebendige – einem stetigen, nie vorhersagbaren Veränderungs- und Entwicklungsprozess, einem Werden, Wandeln und Vergehen.

Wir haben – wie vermutlich alle Gruppenleiter – immer wieder die Erfahrung gemacht, dass es Gruppenverläufe gibt, in denen einzelne Phasen nicht oder nur sehr rudimentär auftreten. Auch wollen wir nicht so verstanden werden, dass nach dem »modellgerechten« Durchlaufen einer Phase zwangsläufig die nächste folgt, die – wenn sie abgeschlossen ist – der nächstfolgenden Platz macht usw. Auch tritt eine Phase nie in »Reinkultur« auf, vielmehr ist jede Phase durchmischt mit Phänomenen von anderen vorausgegangenen oder folgenden Phasen.

Interessant ist auch die Beobachtung, dass in jeder Phase – genau betrachtet – der gesamte Phasenverlauf in verkürzter Form wie in einem Zeitraffer auftreten kann.

Zudem sind nie alle Gruppenmitglieder gleichzeitig in derselben Phase. Meist hängen beispielsweise die einen noch in der ersten Phase, die der »Orientierung und Kontaktaufnahme«, während andere schon in der nächsten oder gar in der übernächsten Entwicklungsstufe angelangt sind. Dasselbe gilt auch in umgekehrter Richtung: So können einzelne Gruppenmitglieder in frühere Phasen zurückfallen, während die meisten mit Themen und Einstellungen einer späteren Phase beschäftigt sind.

Insgesamt verläuft der Entwicklungs- bzw. der Phasenprozess einer Gruppe schleifenförmig. Das heißt, bereits überwundene Phasen bzw. Phänomene derselben treten wieder auf, und noch nicht erreichte Entwicklungsstufen werfen sozusagen ihre Schatten voraus. Es gibt also – wie in jeder Entwicklung – Regressionen und Akzelerationen. Karlheinz Geißler folgend möchten wir den Phasenprozess einer Gruppe als einen rhythmischen bezeichnen.

> »Der Rhythmus ist kein gleichmäßiges Fließen, er ist ein Strömen, das Unterbrechungen und Wiederholungen kennt [...]. Rhythmische Verläufe zeigen sich als maßvoller Wechsel von Regelmäßigkeit und Unregelmäßigkeit, Gleichem und Verschiedenem. Sie sind zugleich Ordnung und freier Fluss. Rhythmen verleihen zeitlichen Verläufen eine Gliederung, zerteilen sie aber nicht wie der Takt es tut« (Geißler, 2012, S. 60).

Der Takt ist – im Gegensatz zum Rhythmus – durch die Fähigkeit gekennzeichnet, »in gleichförmigen Schritten voranzugehen, in Teile zerlegt und ohne Abweichungen funktionieren zu können« (Geißler, 2012, S. 130). Nach Geißler zeichnet sich der Rhythmus hingegen durch »die Wiederkehr mit Abweichungen« (Geißler, 2012, S. 59) aus.

Aus dem Gesagten ergibt sich, dass unser Phasenmodell ein idealtypisches ist, das in der Praxis nie in Reinkultur auftritt. Und doch kristallisieren sich – bei der Beobachtung und Auswertung von vielen Gruppenverläufen – immer wieder bestimmte Entwicklungsphänomene und -phasen heraus. Wir sprechen von

»Gruppenphasen« und nicht von »Stufen« oder »Zuständen«, weil in dem Begriff der Phase das Dynamische und Vorübergehende enthalten ist. Diese Phasen sind – wie bereits gesagt – vergleichbar mit den Entwicklungsphasen eines Kindes. Natürlich ist jedes Kind ein ganz eigenes Individuum und seine individuelle Entwicklung wird bestimmt von seinen mitgebrachten Anlagen und den Umweltbedingungen, unter denen es aufwächst. Trotz aller Einmaligkeit gibt es bestimmte Gesetzmäßigkeiten und regelhafte Reifungsphasen in der Entwicklung, die jedes Kind früher oder später durchlaufen soll. So fangen Kinder zum Beispiel im Allgemeinen zu bestimmten Zeitpunkten an zu lächeln, zu sitzen, zu laufen, zu sprechen und anderes mehr. Wenn wir die Formulierung »im Allgemeinen« verwenden, dann heißt dies dreierlei: Erstens, dass nicht jedes Kind zur selben Zeit dieselben Entwicklungsschritte tut, und zweitens, dass diese Schritte so entscheidend von seinem Umfeld bestimmt werden (Kaspar Hauser oder die Wolfskinder sind eindrucksvolle Beispiele dafür), dass Kinder bestimmte Entwicklungsschritte nicht tun und auch später, wenn die sogenannten »sensiblen Phasen« vorüber sind, nicht mehr adäquat nachholen können, wenn die entsprechenden Umweltbedingungen fehlten. Und es heißt drittens, dass die in der Entwicklungspsychologie vorliegenden Modelle Parameter liefern, anhand derer abgelesen werden kann, inwieweit die Entwicklung eines Kindes sich im normalen Rahmen vollzieht, ob eventuell etwas »schief läuft« oder ob etwas in der Entwicklung des Kindes fehlt. Außerdem können bei veränderten Umfeldbedingungen (z. B. bei der Geburt eines Geschwisterchens) Verhaltensweisen aus früheren Entwicklungsstufen wieder auftreten.

Wie diese Phänomene dann im Einzelnen zu interpretieren und zu behandeln sind, bedarf einer weiteren gründlichen Diagnostik.

All das ist vergleichbar mit der Entwicklung einer Gruppe. Eine Gruppe bringt – ähnlich wie ein Kind in seinen Anlagen – ein bestimmtes Entwicklungspotenzial mit, das aus den Persönlichkeiten, Eigenheiten und Möglichkeiten aller Teilnehmer, inklusive der Leitungsperson und deren GLOBE, gebildet wird. Ob und wie sich dieses Potenzial entfalten kann, hängt auch hier von bestimmten Umfeldbedingungen ab. Eine ganz entscheidende dieser Bedingungen ist die Person, das Verhalten und die Methodik der Gruppenleitung, die – im Falle der TZI – die Aufgabe hat, unabhängig vom jeweiligen Thema, zu dem sich eine Gruppe gefunden hat, lebendiges Lernen zu ermöglichen, die Entwicklung der Chairperson, das Übernehmen von Verantwortung für sich selbst, für die anderen und für die Umwelt zu fördern und die wachsende Emanzipation von inneren und äußeren Zwängen anzustreben. All das kann nur dann geschehen, wenn die einzelnen Mitglieder Vertrauen in die und zu der Gruppe entwickeln und empfinden können. Und das wiederum bedeutet für die Gruppenleitung, dass sie die Bedingungen und Voraussetzungen für diese Prozesse schaffen sollte. Das kann sie am besten, wenn sie über ein Wissen um das Potenzial und die inneren Gesetzmäßigkeiten einer Gruppe verfügt, wenn sie weiß, wie sich im Laufe eines Gruppenlebens die Bedürfnisse, Gefühle, Wünsche, Ängste und Einstellungen der Teilnehmer verändern und entwickeln, und wenn sie über das methodische und persönliche Können verfügt, diese Entwicklung zu fordern und zu fördern. Sie soll dafür sorgen, dass sich das Potenzial der Gruppe entfalten, dass sich die Gruppe als Ganzes, aber auch jedes einzelne Mitglied immer mehr emanzipieren und neue Lernerfahrungen und Entwicklungsschritte machen kann. Die Rolle der TZI-Gruppenleitung ist eine grundsätzlich andere als beispielsweise die eines Gruppenanalytikers oder die eines Trainers in den Gruppendynamischen Labors der 1970er Jahre. Letztere hatten sich die Aufgabe gestellt, zu beobachten und zu erfassen, wie sich eine Gruppe sozusagen »spontan« entwickelt, wenn der Trainer nur eine beobachtende und keine strukturierende Rolle übernimmt. Nicht zufällig sind diese Gruppen selten oder nie über die Themen der Phase der »Abhängigkeit und Orientierung« oder die der »Differenzierung und Integration« hinausgekommen.

Dass eine Gruppe in einer bestimmten Phase steckenbleibt, kommt natürlich auch in allen anderen Methoden der Gruppenführung vor. Warum dies dann jeweils geschieht, muss im Einzelfall untersucht, beurteilt und – wenn möglich und nötig – verändert werden.

Wir wollen mit unserem Gruppenphasenmodell dazu beitragen, dass angehende und praktizierende (TZI-)Gruppenleiter eine Hilfestellung in der Hand haben, um die von ihnen geleiteten Gruppen und deren Prozesse besser verstehen, diagnostizieren und steuern zu können. Deshalb beschreiben wir nicht nur die auftretenden Phänomene und Prozesse auf der intra- und der interpsychischen Ebene, sondern auch die sich im Laufe der Entwicklung einer Gruppe verändernde Einstellung gegenüber der Leitung und die sich entsprechend verändernden Funktionen der Leitung.

IV.2.3 Grundannahmen des Modells

Dem Modell liegen folgende Annahmen zugrunde:

- Der Motor jeder Entwicklung ist der allem Lebendigen innewohnende Drang nach Differenzierung, Integration und Reifung, nach Werden und Vergehen.

- Entwicklung im Sinne von Entfaltung kann nur dann geschehen, wenn es zu einer Wechselwirkung zwischen vorgegebenen Dispositionen und entsprechenden in der Umwelt liegenden Auslösesituationen kommt.
- Der Antrieb zur Entwicklung im Sinne von Veränderung des Gegebenen resultiert aus der Dialektik zwischen Frustration und Hoffnung, zwischen Beschneidung und Eröffnung von Möglichkeiten.
- Der Entwicklungsprozess einer Gruppe unterliegt einem rhythmischen Verlauf, der gekennzeichnet ist durch »die Wiederkehr mit Abweichungen« (Geißler, 2012, S. 59).
- Die jeweils vorherrschende »Gruppenkultur« (vgl. Bion, 1990) stellt eine Funktion der Wechselwirkung zwischen den Wünschen und Ängsten des Einzelnen, der Mentalität der Gruppe und den Interventionen der Leitung dar.

Unser Phasenmodell soll der Gruppenleitung so etwas wie ein Kompass sein. Ein Kompass gibt die Richtung an, nicht aber den konkreten Weg, der eingeschlagen werden muss, und auch nicht die einzelnen Etappen, die jeweils erreicht und durchlaufen werden müssen, um ein bestimmtes Ziel zu erreichen. Wie diese Etappen jeweils aussehen und zu gestalten sind, und wie die Persönlichkeit der Leitungsperson diesen Weg verstehen und gehen will (vgl. E. Rubner, 2001), das müssen die Gruppe und ihre Leitung in jedem Einzelfall immer wieder neu entdecken und entwickeln.

IV.2.4 Gruppenprozess – Gruppenentwicklung – Gruppenphase

Ehe wir im Folgenden die einzelnen von uns beobachteten Phasen vorstellen und beschreiben, möchten wir noch einmal die verschiedenen in diesem Zusammenhang auftauchenden Begriffe gegeneinander abgrenzen und definieren.

Gruppenprozess meint die Entwicklung und Veränderung der Einstellungen der einzelnen Gruppenmitglieder und des interpersonellen Kräftespiels einer Gruppe.

Entwicklung hingegen bezieht sich auf den Prozess der fortschreitenden Veränderung – hin zu einem Ziel. Dieses Ziel allerdings kann sich im Zuge einer Entwicklung verändern. Im Entwicklungsprozess einer Gruppe treten qualitativ neue Motive, Motivationen und Strukturen durch die Aufhebung der vorausgegangenen auf. »Aufhebung« in dreierlei Sinn: 1. Überwindung, 2. Enthaltung und 3. auf eine höhere Stufe gehoben. Die Hauptthemen im Entwicklungsprozess einer Gruppe sind die menschlichen Grundbedürfnisse und die entsprechenden Grundkonflikte, nämlich die nach bzw. zwischen Verschmelzung und Abgrenzung, Abhängigkeit und Selbstständigkeit, Nähe und Distanz, Liebe und Hass, Bindung und Trennung.

Die Phase, in der sich eine Gruppe befindet, lässt sich zum einen an den jeweils vorherrschenden Grundbedürfnissen bzw. Grundkonflikten ablesen, die sich in der Art und Weise niederschlagen, wie die Gruppenmitglieder interagieren und wie sie am gemeinsamen, sich jeweils entfaltenden Thema arbeiten. Der Phasenbegriff meint nicht, dass stets alle in einer Phase zu beobachtenden Phänomene auftreten, manchmal sind es nur einige wenige. Vielmehr bezieht er sich auf die Häufung bestimmter Phänomene innerhalb eines bestimmten Entwicklungsabschnitts und/oder auf die Aufeinanderfolge – im Sinne einer Schichtung oder eines stufenweisen Aufeinander-Aufbauens – verschiedener, voneinander abgrenzbarer Phänomene.

Das vorliegende Modell der Entwicklungsphasen einer Gruppe möchte einen Überblick über die verschiedenen Phänomene einer Gruppenentwicklung und die jeweiligen Aufgaben der Gruppenleitung in den einzelnen Phasen vermitteln.

IV. 3 Die sechs Phasen unseres Modells

Wir beschreiben die Gruppenphasen, indem wir spezifische Phänomene, intra- und interpsychische Prozesse und die jeweiligen Leitungsfunktionen darstellen. Diese Darstellungen illustrieren wir mit Fallbeispielen.

Wir unterscheiden folgende sechs sich auseinander entwickelnde und aufeinander aufbauende Entwicklungsphasen im Leben einer Gruppe:

1. Orientierung und Kontaktaufnahme
2. Annäherung und Zusammenarbeit
3. Differenzierung und Integration
4. Autonomie und Interdependenz
5. Vertrauen und Intimität
6. Abschied und Ausblick

Die Begriffe, die wir für die einzelnen Phasen gewählt haben, beinhalten nicht nur die jeweils vorherrschenden Phänomene, sondern auch die phasenspezifischen Ziele. Entsprechend unserer psychoanalytischen Provenienz beschreiben wir im Folgenden nicht nur die Ereignisse, die sich auf der Ebene des Bewusstseins abspielen, sondern auch – zumindest partiell – jene auf der Ebene des Unbewussten.

IV.3.1 Phase 1: Orientierung und Kontaktaufnahme

Zu Beginn eines Gruppenlebens geht es um eine erste Kontaktaufnahme mit dem Umfeld, mit den anderen Gruppenmitgliedern, mit der Leitung und mit dem Thema, unter dem diese Gruppe zusammengekommen ist. Die Teilnehmer sind noch stark auf die Leitung und deren Vorgaben bezogen, die sie im Allgemeinen »brav« erfüllen. Sie stellen sich vor, tauschen Informationen aus, sie schwanken zwischen der Tendenz, aufeinander zuzugehen und sich zu öffnen, und jener, sich noch zurück- und bedeckt zu halten, zwischen Gefühlen von Unlust, Fremdheit und Distanz und Gefühlen von Neugier, Interesse und erwartungsvollem Gespanntsein auf das, was kommen mag.

In der Anfangsphase einer Gruppe herrschen Ängste vor, wie die vor dem Unbekannten, davor, nicht angenommen und entwertet zu werden, die Individualität zu verlieren und durch die Gruppe aufgesogen zu werden. Diesen Ängsten stehen Hoffnungen, Freude und Neugier in Bezug auf das Kommende gegenüber, aber auch Wünsche danach, beachtet und anerkannt zu werden und von den anderen Gruppenmitgliedern – inklusive der Leitung – und ihren zunächst noch fantasierten Stärken zu profitieren. Das Bedürfnis, sich zu öffnen und sich anzunähern, wechselt ab bzw. besteht gleichzeitig mit dem Bedürfnis, sich zu verschließen und sich zu distanzieren.

In dieser sowohl bedrohlich als auch hoffnungsvoll erlebten Anfangssituation richten sich alle Erwartungen an die Leitung. Da anfangs die Gefühle der Fremdheit, des Ausgeliefert- und des Kleinseins vorherrschen, wird die Leitung zunächst als überdimensional groß und mächtig fantasiert. Es ist die Fantasie ihrer Allmacht, die Schutz und Sicherheit verspricht. Entsprechend wird die Leitung idealisiert und als allwissende, omnipotente, gerechte, allen alles gebende, gütige und nur gute Mutter- bzw. Vaterfigur erlebt, die alle gleichermaßen ernähren und schützen kann und will. Unbewusst will der Einzelne mit diesem guten, befriedigenden und allmächtigen Objekt verschmelzen und es in sich aufnehmen, um dadurch an dessen fantasierter Grandiosität teilzuhaben und die eigene Kleinheit auszugleichen. Empfindungen und Beobachtungen, die dieser der Abwehr alles Bösen und Gefährlichen dienenden Idealisierung zuwiderlaufen, werden verleugnet, abgespalten und in die Außenwelt, nach »draußen« projiziert. Im Bewusstsein der Teilnehmer stehen die an die Leitung gerichteten Fragen und

Erwartungen im Vordergrund: »Was ist sie für ein Mensch? Wie kompetent ist sie als Fachmann/Fachfrau? Wird sie mir all das geben, was ich brauche? Was habe ich zu tun, damit ich von ihr angenommen und genährt werde? Wen wird sie bevorzugen? Wird sie mich schützen? Wird sie gerecht sein?«

In Bezug auf die anderen Gruppenteilnehmer geht es beispielsweise um folgende Fragen: »Wie gut werde ich mit ihnen auskommen? Werden sie mich akzeptieren oder ausstoßen? Sind sie interessant und anregend für mich? Wie bin ich im Vergleich zu ihnen? Muss ich die Leitung mit ihnen teilen? Werden sie mich ausstechen oder ich sie? Werde ich einen Platz finden, der mir entspricht?«

Die möglicherweise bereits vorhandenen Gefühle der Konkurrenz und/oder der Bedrohung werden vorerst verleugnet und ins Gegenteil verkehrt, derart, dass die anderen Teilnehmer als gleichberechtigte und als liebe Geschwisterfiguren erlebt werden, denen man vertrauen und mit denen man viel Spaß und Erfolg haben kann.

Da die Leitung auch ein Teil der Gesamtgruppe ist, bewegen sie in dieser wie in jeder anderen Phase ähnliche Ängste und Wünsche, Gefühle und Fantasien wie die Gruppenteilnehmer. Diese gilt es wahrzunehmen und für die Gestaltung der Anfangssituation, dem vorsichtigen Sich-Annähern und dem Vertrauensaufbau, zu nutzen.

Keinesfalls darf die Leitung in dieser Anfangsphase ihre eigenen Ängste und Unsicherheiten äußern – nicht einmal selektiv –, denn damit würde sie als Hoffnungsträgerin und als Retterin, als die sie in der Anfangssituation gebraucht wird, ausfallen.

Wenn die Leitung durch eine zu große Offenheit und Echtheit mit ihren Ängsten und Schwächen sichtbar würde, dann wären die Teilnehmer in der Gefahr – um nicht von ihren eigenen Ängsten überschwemmt zu werden –, dass sie ein unrealistisches »Größenselbst« (vgl. Kohut, 1974, S. 19) mit Selbstüberschätzung und hohem Leistungsdruck bei gleichzeitiger Abwertung von Autoritäten entwickeln. Bleibt die Leitung umgekehrt durch die Demonstration von übermenschlicher Größe in unerreichbarer Ferne, dann besteht die Gefahr, dass die Gruppenmitglieder ein »idealisiertes Elternbild« (vgl. Kohut, 1974, S. 19) mit gleichzeitiger Abwertung des eigenen Selbst entwickeln, an das sie fixiert bleiben.

Was also soll die Leitung konkret tun und lassen? Sie sollte Sicherheit und Klarheit ausstrahlen und weder zu viel Distanz halten noch zu viel Nähe fordern, vielmehr einen Abstand finden, der zwar einerseits die (noch) notwendigen Idealisierungen, andererseits aber auch eine gewisse Annäherung und eine realistischere Wahrnehmung ihrer Person ermöglicht. Darüber hinaus sollte sie gebend, gewährend, nicht zu viel fordernd, sicher, klar und direkt, ermutigend und zurückhaltend zugleich sein und sich selbst selektiv-authentisch einbringen. Das heißt zunächst einmal, dass sie sich kurz vorstellt mit ihrem persönlichen und beruflichen Hintergrund und mit der Gruppe den organisatorischen und zeitlichen Ablauf der Gruppenarbeit bespricht. Sodann sollte sie ein Thema setzen, das es den Teilnehmenden ermöglicht, sich ebenfalls vorzustellen und Informationen von den anderen zu erhalten. Ein solches Thema kann beispielsweise auf den Weg abzielen, den die Gruppenmitglieder von Zuhause und ihrem persönlichen und beruflichen Umfeld bis zum Beginn dieses Kurses gegangen sind. Dieser Weg kann die äußeren Ereignisse (z. B. die Anreise und das Ankommen im Tagungshaus) ebenso umfassen wie die inneren Stationen, die meist bei der Motivation beginnen, am gesetzten Thema mitarbeiten zu wollen, und bei den Gefühlen im Hier und Jetzt der neuen Gruppensituation enden. Es kann aber auch ein Thema sein, das eine Vorstellung mit einem ersten Andocken an die Kursthematik verbindet. Bewährt hat es sich nach unseren Erfahrungen, wenn der Beginn (bspw. eine Vorstellungsrunde) mit einer klaren und überschaubaren Struktur verbunden wird, die einen ersten, wenn möglich sogar spielerischen Austausch und erste Interaktionen zwischen den Mitgliedern ermöglicht. Wichtig ist aus unserer Sicht auch, dass die Gruppe – zumindest in der ersten Arbeitseinheit ihrer Entstehung – im Plenum bleibt, damit jedes Mitglied zunächst einmal auch alle anderen Teilnehmenden sehen und erleben kann. Mit den vorgeschlagenen Themen und Strukturen trägt die Leitung dem anfänglich noch geringen Maß an Vertrauen Rechnung und ermöglicht erste, vorsichtige, selbstbestimmte Schritte des Aufeinander-Zugehens und Sich-aufeinander-Beziehens.

Um ein Beispiel zu nennen:

> In einem von uns beiden geleiteten TZI-Kurs, dessen Mitglieder bereits Erfahrungen mit der TZI gesammelt hatten, und dessen Ziel eine Vertiefung des Verständnisses und der Anwendungsmöglichkeiten der TZI-Methodik war, haben wir mit dem Thema begonnen: »Ich stelle mich vor mit einem Tier, das ein für mich typisches Verhalten in Gruppen symbolisiert«. Die Struktur war folgende: Nach einer kurzen Besinnungsphase, die dazu dienen sollte, dass sich jedes Gruppenmitglied zunächst einmal überlegt, welche Verhaltensweisen eigentlich typisch für sein Verhalten in Gruppen sind, sollte ein Tier gefunden werden, das dieses symbolisiert. Mit diesem sollten sich die einzelnen Teilnehmer vorstellen, zunächst ohne Erklärung, warum sie gerade dieses Tier gewählt haben. Die übrigen Gruppenmitglieder sollten dann eigene Assoziationen zu diesem Tier bzw. dazu äußern, welche Vorstellungen sie zu dessen Gruppenverhalten haben. Erst dann

> nimmt der Vorstellende Stellung zu den Assoziationen der anderen und zu dem, was er selbst mit diesem Tier verbindet und warum dieses ein für ihn typisches Verhalten in Gruppen ausdrückt.

Dieses Thema zielte darauf, ein erstes Bewusstsein dafür zu schaffen, dass es immer die eigene Persönlichkeit mit ihrem typischen Sozialverhalten ist, die – jenseits jeglicher Leitungsmethode – agiert und reagiert. Die Struktur war so angelegt, dass die Mitglieder der Gruppe nicht im passiven Zuhören verharren, sondern aufgefordert waren, aktiv mitzudenken und mitzureden. Sie wurden angeregt, sich mit derjenigen Person, die sich gerade vorstellt, zu identifizieren sowie in Kommunikation und Interaktion miteinander zu treten.

Nach einem ersten Plenum sollen Strukturen angeboten werden, die persönliche Begegnungen zwischen den einzelnen Teilnehmern ermöglichen und die vertrauensbildend wirken. Konkret bedeutet dies, dass das – anfangs meist als (zu) groß erlebte – Plenum in Kleingruppen aufgeteilt wird, die wiederholt in ihrer Zusammensetzung wechseln. Dies deshalb, weil dadurch unterschiedliche Kontakt- und Kennenlernmöglichkeiten geschaffen werden. Vorsichtiges Ankommen, Sich-Annähern und behutsames Kontaktaufnehmen sollen als Gegengewicht zum anfänglichen Distanzhalten und -nehmen angeregt und unterstützt werden. Sowohl die Themen als auch die Strukturen sollen Freiräume schaffen für die von den Gruppenmitgliedern selbstständig und individuell zu gestaltenden Prozesse der Annäherung und der Distanzierung, des Sich-Öffnens und des Sich-Verschließens.

Um ein Beispiel für das zuletzt Gesagte zu geben:

> Eine Teilnehmerin, nennen wir sie Susi, stellte sich mit einer Eule vor. Als einige der Gruppenmitglieder assoziierten, dass Eulen alleine jagen, sich lieber auf sich selbst verlassen und keine sozialen Tiere seien, antwortete Susi, darauf hätte sie nicht hinausgewollt, sie wollte mit der Nennung dieses Tieres überhaupt nichts über sich als Person aussagen. Vielmehr hätte sie die Eule deshalb gewählt, weil sie ihr Lieblingstier sei. Zu einem fortgeschritteneren Zeitpunkt der Gruppenentwicklung hätte die Leitung sicherlich darauf hingewiesen, dass die Themensetzung darauf ziele, ein Tier zu wählen, das das eigene Verhalten in sozialen Kontexten symbolisiere. Dem – je nach der Persönlichkeitsstruktur der Teilnehmer unterschiedlich entwickelten – Bedürfnis, sich am Anfang eines Gruppenprozesses bedeckt zu halten, Rechnung tragend, war die Leitungsintervention jedoch folgende: »Du hast also ein Tier gewählt, das dein Lieblingstier ist. Magst du etwas dazu sagen, warum das gerade die Eule ist?« Mit dieser Intervention sollte

Susi zum einen gezeigt werden, dass es in Ordnung sei, wenn sie zunächst noch nicht mehr von sich zeigen wolle, zum anderen aber sollte sie doch ermutigt werden, etwas mehr von sich zu erzählen. Und das tat Susi dann auch, indem sie antwortete, dass sie die Weisheit der Eule, ihr lautloses Fliegen und ihr zielgerichtetes Jagen sehr faszinierten. Außerdem – fügte sie lachend hinzu – gefielen ihr die spitzen feinen Öhrchen der Eulen, die so gut hören könnten und so hübsch aussähen.

Insgesamt geht es in der Anfangsphase eines Gruppenlebens darum, Themen und Strukturen zu setzen, die sowohl einen sachlichen Informationsaustausch als auch ein persönliches Kennenlernen ermöglichen. Die Reihenfolge der Themen mit ihren unterschiedlichen Akzentsetzungen hängt vom Kontext und dem Auftrag der Gruppe ab. Bewährt hat es sich im Allgemeinen, wenn diese vom ICH ausgehen und über den GLOBE und das ES zum WIR führen. Jedes Gruppenmitglied soll die Möglichkeit haben, seinen persönlichen Bezug zur Aufgabe, zum Thema herzustellen und zu formulieren. Das ist erstens für jedes einzelne Ich wichtig, damit es seinen ganz persönlichen Zugang zum Thema finden kann und motiviert ist, an dessen Bearbeitung mitzuwirken. Lebendige Lernschritte können nur dann getan werden, wenn jeder Einzelne verstehen und verbalisieren kann, was das jeweilige Thema mit ihm selbst zu tun hat und wo er selbst unmittelbar von ihm betroffen ist. Zweitens geschieht durch eine gemeinsame Arbeit am Thema eine erste, noch zaghafte Wir-Bildung. Drittens ermöglicht die Sammlung der einzelnen Unterthemen, dass die Leitung erfahren kann, welche konkreten Anliegen die Mitglieder der Gruppe, die sich zu diesem speziellen Thema zusammengefunden haben, mitbringen. Dieses Wissen ist wichtig, um das weitere Vorgehen teilnehmerorientiert und themenzentriert planen zu können.

So setzten wir beispielsweise nach der ersten im Plenum stattfindenden Sitzung (mit dem Thema, das auf das typische Gruppenverhalten abgezielt hat) als Zweites folgendes Thema: »Was fällt leicht/schwer beim Gruppenleiten? Ich assoziiere zu mir, ich fantasiere zu dir!« Dieses Thema sollte in Dreiergruppen angegangen werden – deshalb, weil Kleingruppen im Allgemeinen angstreduzierend wirken, denn ihre soziale und interaktionelle Komplexität ist geringer und eine Sicherheit gebende Orientierung fällt leichter. In der Kleingruppe sollte zunächst jeder Teilnehmer zu sich selbst, zu der Thematik assoziieren, sodann zu den beiden anderen fantasieren, um dann in einem dritten Schritt die Fantasien – und viel mehr als Fantasien können es zu diesem Zeitpunkt noch nicht sein – der beiden anderen zu ihm abzurufen. Erst dann nimmt der oder die Angesprochene Stellung und vergleicht das Gehörte mit der eigenen Selbsteinschätzung. Abschließend sollte sich noch jedes Mitglied darüber Gedanken machen, was die eigenen Fantasien zu den beiden anderen mit ihm selbst zu tun haben könnten.

Die Absicht dieses Vorgehens war zunächst einmal die, den Teilnehmern Vertrauen in die eigene Intuition zu vermitteln, denn diese erfasst im Allgemeinen schnell und sicher etwas Wesentliches des Gegenübers. Sodann wollten wir mit diesem Vorgehen die Wirksamkeit und die Wirkkraft des ersten Eindrucks bewusst machen. Dieser erwächst immer aus drei Quellen: erstens der Identifikation – nach dem Motto, du bist wie ich; zweitens der Projektion – nach dem Motto, du hast entweder etwas, das ich auch habe, an mir aber nicht leiden kann, oder aber, du hast etwas, das ich auch gerne hätte. Und drittens resultiert der erste Eindruck aus Übertragungen: Wir verknüpfen immer – ob wir es wollen und ob es uns bewusst ist oder nicht – neue Personen mit früher erlebten. In Anfangssituationen neigen wir dazu, von uns auf den anderen zu schließen und/oder den neuen Personen Eigenschaften oder Verhaltensweisen zu unterstellen, die wir früher bei anderen erlebt haben, an die sie uns – aus welchem Grunde auch immer – erinnern. Erst im Laufe des Kennenlernens können wir die alten Erfahrungen von den neuen trennen (vgl. III.1.).

In der dritten Sitzung dieses Kurses, in der es um ein thematisches Andocken an das Kursthema ging, sollten die Teilnehmer wiederum in Kleingruppen – jetzt aber neu zusammengesetzt und bestehend aus fünf Mitgliedern – durch die Erzählung einer für sie schwierigen Gruppensituation jene Inhalte herausarbeiten, die für sie in dieser Situation relevant waren und an denen sie gegebenenfalls im Kurs arbeiten wollen. Anschließend wurden die so gefundenen und auf Karteikarten festgehaltenen Inhalte im Plenum vorgestellt und nach thematischen Schwerpunkten geordnet.

Abschließend zu dieser ersten Phase im Leben einer Gruppe möchten wir noch den Traum einer Teilnehmerin erzählen, den sie in der Nacht vor dem zweiten Kurstag geträumt hat, nachdem am ersten Kurstag bereits drei Arbeitseinheiten stattgefunden hatten.

»Um mich herum ist viel Nebel. Ich fahre mit dem VW-Bus allein und versuche, mich zu orientieren, wohin ich muss. Ich fahre auf eine Insel, auf einen Parkplatz mit Laternen und einer Schranke. Ich halte. Die Schranke geht dauernd auf und

> zu. Ich überlege, dass der VW-Bus beschädigt werden könnte. Ich rätsele, wer mir helfen könnte. Da kommen Leute aus dem Nebel, die halten die Schranke hoch. Ich fahre rein, ich bin dort angekommen, wohin ich wollte! Ich kannte die Leute nicht, sie sehen nett aus. Der Nebel aber ist noch geblieben.«

Wir haben diesen Traum ausgewählt, weil er uns geeignet erscheint, die mehr oder weniger latenten Ängste und Hoffnungen zu veranschaulichen, die typisch sind für diese erste Entwicklungsphase einer Gruppe. Da ist zunächst einmal das Gefühl von Einsamkeit und Orientierungslosigkeit (der Nebel), von dem meistens jeder Einzelne zu Beginn eines Gruppenlebens beherrscht wird. Das Bild der Insel, auf die die Teilnehmerin fährt, könnte für die vom »normalen Festland« getrennte Situation des Kurses stehen. Um in dieser anzukommen und dort ihren Platz zu finden, muss sie erst einmal eine Schranke überwinden, eine Schranke, die ihr Auto, das möglicherweis ihr Selbst symbolisiert, beschädigen könnte. Die auf- und zugehende Schranke kann als Symbol für den inneren Konflikt zwischen dem Sich-Öffnen- und dem Verschlossen-bleiben-Wollen gedeutet werden. Die Schranke, die ihr Ich schützt und zugleich von den anderen trennt, kann dann geöffnet werden, wenn ein erstes Vertrauen zu den anderen Teilnehmern aufgebaut wird. Im Traum geschieht dies durch die hilfreiche Unterstützung der anderen, in der Realität der Gruppensituation durch das Erleben, dass die anderen nicht bedrohlich, sondern hilfreich sind. Erst dann, wenn die Teilnehmerin auf dem Parkplatz angekommen ist, kann sie in der Gruppe ankommen, das heißt, ihren Platz einnehmen. Dass sich der Nebel dennoch nicht verzogen hat, deutet darauf hin, dass auch jetzt noch Unklarheiten und Orientierungsbedürfnisse vorherrschen.

IV.3.2 Phase 2: Annäherung und Zusammenarbeit

Das in der ersten Phase vorliegende Bedürfnis, geleitet zu werden, setzt sich auch in der folgenden Phase fort und äußert sich in der Bereitwilligkeit der Teilnehmenden, sich auf die Leitung und die von ihr gesetzten Themen und Strukturen einzulassen. Die Kontaktaufnahme mit den anderen Gruppenmitgliedern geschieht am leichtesten durch thematisch-sachlichen Austausch. Dieser ermöglicht Annäherung, ohne ein persönliches Sich-Offenbaren zu verlangen. Der Konflikt der ersten Phase, der zwischen dem Sich-Öffnen und dem Sich-Verschließen besteht, wird jetzt durch das gemeinsame sachorientierte Arbeiten aufgehoben. Das einzelne Gruppenmitglied kann sich über die sachliche Arbeit an der gemeinsamen Aufgabe den anderen annähern und sich gleichzeitig persönlich bedeckt halten.

Außerdem gibt diese Vorgehensweise Sicherheit und eröffnet jedem Einzelnen den Raum, sich seinem Wissen und Können entsprechend einzubringen. Die Teilnehmenden übernehmen in Bezug auf die Aufgabenbewältigung bestimmte Funktionen und Rollen, sodass sich der in der ersten Phase noch unstrukturierte Gruppenkörper zu differenzieren und zu organisieren beginnt.

Dadurch, dass die Wünsche, die im Allgemeinen in dieser Phase vorherrschen, nämlich die nach Kontakt und persönlichem Kennenlernen, nach Akzeptanz und Anerkennung, durch das gemeinsame Tun befriedigt werden, entstehen erste Gefühle von Sicherheit, Vertrauen und Zusammengehörigkeit. Diese überdecken zunächst noch die darunterliegenden Ängste davor, übersehen, blamiert, ausgestochen oder verletzt zu werden. Der innerseelische Konflikt zwischen dem Wunsch, sich darzustellen, auf der einen Seite und der Angst vor Blamage auf der anderen findet im zwischenmenschlichen Bereich seinen Niederschlag in den Einstellungen, die der Einzelne gegenüber den anderen Gruppenmitgliedern und gegenüber der Leitung hat. Das Bedürfnis, sich zu behaupten und mitzubestimmen, wechselt mit dem ab, sich anzupassen und führen zu lassen.

Für die Leitung heißt all dies, dass sie – um die jetzt anstehenden Entwicklungsschritte, nämlich Annäherung und Zusammenarbeit, zu ermöglichen bzw. zu fördern – folgende Funktionen übernehmen sollte: Zunächst einmal sollte sie für klare Themen und Strukturen sorgen, die so beschaffen sind, dass sich das einzelne Gruppenmitglied mit seinem Wissen und Können einbringen und darstellen kann, ohne Gefahr zu laufen, sich bloßzustellen oder verletzt zu werden. Dem Bedürfnis nach Führung und Steuerung steht das gegenläufige gegenüber, das nach Mitbestimmung und Kontrolle. Diesem kann die Leitung dadurch begegnen, dass sie Transparenz schafft in Bezug auf die eigenen Überlegungen, Planungen und Vorgehensweisen (z. B. durch Tagesreflexionen). Damit kommt sie nicht nur den Wünschen der Teilnehmer entgegen, das Vorgehen der Leitung zu überblicken, zu verstehen und zu kontrollieren, sondern sie beweist auch ihre fachliche Kompetenz in Bezug auf ihre Leitungsfähigkeit. Sie bringt sich also – genau wie die Gruppenmitglieder an dieser Stelle – mit ihrem rollenspezifischen Wissen und Können ein. Darüber hinaus aber sollte sie noch eine weitere wichtige Funktion übernehmen, nämlich den Weg dafür zu bahnen, dass sich die Teilnehmer auch persönlich in einer Weise einbringen können, die über das Sachlich-Fachliche hinausgeht. Die Leitung kann dies anbieten, indem sie – als Modellpartizipantin – von sich selbst, von ihren eigenen Gefühlen und ihrem persönlichen Betroffensein von der jeweiligen Thematik selektiv-authentisch erzählt (vgl. II.3.3.4.).

Um ein Beispiel für eine solche Vorgehensweise zu nennen:

> In einem Kurs mit dem Thema »Zeit-gemäße Leitungsinterventionen« haben wir den zweiten Tag – nach einer kurzen Runde, die um Überhänge vom Vortag und der Nacht kreiste – mit einem knappen, theoretisch gehaltenen Einführungsreferat begonnen und danach die Teilnehmer aufgefordert, sich in kleinen Gruppen zu dem Gehörten auszutauschen und gleichzeitig eigene Erfahrungen in Bezug auf ge- und missglückte Interventionen einzubringen. In der nachfolgenden Plenumsrunde wurden diese veröffentlicht. Die beiden Leiter brachten ebenfalls eigene Beispiele zu diesen beiden Aspekten ein und bereicherten diese auch noch dadurch, dass sie jeweils von ihren dabei empfundenen Gefühlen sprachen, entweder von Freude und Stolz wegen einer geglückten Intervention, oder aber von Versagen oder Scham wegen einer »unzeitgemäßen«. Damit fungierten sie als Modellpartizipanten und ermöglichten den Gruppenmitgliedern, das Gleiche zu tun, was dann auch geschehen ist. Abschließend wurden die Beispiele aus der Praxis in Beziehung gesetzt zu den theoretischen Inputs.

Der Einstieg in die Phase der Annäherung und Zusammenarbeit erfolgte also über ein ES-Thema. Durch den Austausch in den Kleingruppen wurde das WIR gefördert und durch das Beispiel der Leiter die Verbindung zum ICH geschaffen. Abschließend wurde wieder der Bezug zum ES hergestellt.

In dieser zweiten Phase der Entwicklung einer Gruppe nähern sich die Teilnehmer im Allgemeinen über die gemeinsame Arbeit an einem Sachthema einander an. Es gibt aber auch Ausnahmen, die vor allem dann eintreten, wenn der Kurs ein Persönlichkeitskurs ist und es entsprechend vornehmlich um ICH- und WIR-Themen geht. Deshalb sei hier ein Beispiel eingefügt, das aus einem Persönlichkeitskurs stammt, den der Autor, Eike Rubner, geleitet hat:

> Am Abend des zweiten Kurstages, also in der siebten Sitzung des Kurses, erzählte eine Teilnehmerin, Paula, unter Tränen und unter immer heftiger werdendem Schluchzen, dass sie im vergangenen Jahr einen Abgang im vierten Monat gehabt habe. Das sei für sie und ihren Mann insofern besonders schlimm gewesen, als sie schon fünf Jahre lang verheiratet seien und sie sich von Anfang an ein Kind gewünscht hätten. Sie sei aber nie schwanger geworden, und jetzt – als sie es endlich gewesen sei – habe sie dieses Kind verloren. Die Gruppe reagierte nicht verbal, doch sicht- und spürbar mit teilnahmsvollem und betroffenem Schweigen. Als sich Paula wieder beruhigt hatte, fragte ich sie, wie sie sich jetzt fühle.

Paula: »Einesteils bin ich froh, dass ich endlich weinen konnte – bisher war ich in meiner Trauer wie versteinert – andernteils ist es mir sehr peinlich und ich schäme mich, dass ich hier vor allen Leuten geweint habe.«

Ich: »Du schämst dich dafür? Warum?«

Paula: »Ich finde es nicht angebracht, dass ich hier meine Gefühle so unbeherrscht zeige!«

Ich: »Was befürchtest du?«

Paula: »Na ja, ich will gar nicht wissen, was die anderen jetzt von mir halten!«

Ich: »Du willst es nicht wissen?«

Paula: »Nein – ich kann es mir schon vorstellen!«

Ich: »Du hast also eine bestimmte Vorstellung von dem, was du durch deine Tränen in den anderen ausgelöst hast?«

Paula: »Ja, die habe ich!« – schweigt kurz, dann: »Als ich elf Jahre alt war, ist meine Mutter gestorben. Und das habe ich dann in der Schule erzählt und dabei musste ich heftig weinen. Daraufhin haben mich einige aus der Klasse ausgelacht und gesagt, ich sei eine Heulsuse! Und der Lehrer hat mich nicht beschützt!«

Ich: »Und jetzt fürchtest du, es könnte dir hier wieder ähnlich ergehen?«

Paula: »Ja, eigentlich schon – zumal ich inzwischen eine ausgewachsene, gestandene Frau bin, und da ist das Weinen in der Öffentlichkeit noch unangebrachter als wenn ein Kind das tut.«

Ich: »Du hast hier die Chance, eventuell deine alten Erfahrungen zu korrigieren. Möchtest du wissen, was deine Erzählung und was deine Tränen bei den anderen für Reaktionen ausgelöst haben, indem du sie danach fragst?«

Paula *(zögert kurz, dann zaghaft)*: »Ja, eigentlich würde ich es schon gerne erfahren! Wer will, kann mir das ja bitte sagen.«

Nach kurzem Schweigen begann Heinz – sichtlich bewegt – zu erzählen, dass seine Mutter eine Totgeburt gehabt habe, als er fünf Jahre alt gewesen sei. Seine Mutter habe auf den Verlust dieses Kindes mit einer schweren Depression reagiert. Daraufhin habe der Vater ihn – als den Ältesten von insgesamt drei Geschwistern – aufgefordert, der Mutter keinen Kummer, sondern nur noch Freude zu bereiten und sie mit nichts zu belasten. Heinz geriet immer mehr in den Strudel seiner eigenen Erinnerungen und verlor dabei die Bitte Paulas, ihr eine Rückmeldung zu geben, völlig aus den Augen. Ich war in meiner Leitungsrolle kurz hin- und hergerissen zwischen dem Wunsch, Heinz den Raum zu geben, den er offensichtlich brauchte, und dem Anliegen Paulas, Reaktionen auf sie bzw. auf ihr Weinen zu erfahren. Da diese aber zunächst im Raum standen und es wichtig war, dass sich Paulas ursprüngliches Trauma nicht wiederholte, intervenierte ich: »Paulas Erzählung hat bei dir, Heinz, Erinnerungen an deine eigene Geschichte ausgelöst. Ich bin sicher, wir werden noch im Laufe des Kurses auf diese zurückkommen, jetzt aber steht erst einmal Paulas Wunsch nach einer Rückmeldung im Raum, dem ich zunächst nachkommen will!« Heinz schwieg sichtlich betreten, aber andere Gruppenmitglieder sprangen sehr schnell ein und erzählten, dass sie Paulas Erzählung und ihre Tränen sehr berührt hätten, und sie es sehr gut verständen, dass sie über den Verlust des so sehr gewünschten Kindes trauere und weine, ja, dass sie sogar erleichtert darüber gewesen seien, dass sie es hier gekonnt habe. Unter anderen sehr mitfühlenden und die veränderte Beziehung zu Paula ausdrückenden Rückmeldungen äußerte Richard, dass er jetzt zum ersten Mal einen emotionalen Zugang zu Paula, die ihm bisher als eine eher kalte und sehr rationale Frau erschienen sei, gefunden habe. Auf meine an Paula gerichtete Frage, wie sie sich jetzt, nachdem sie gehört habe, was ihre Erzählung und ihre Tränen bei den anderen Gruppenmitgliedern ausgelöst hätten, fühle, antwortete sie: »Ich bin sehr erleichtert – das habe ich nicht erwartet! Ich danke euch allen.«

An dieser Stelle platzte Heinz voller Wut, die auf mich gerichtet war, dazwischen: »Ihr gibst du den Raum, mir nicht! Das ist hier nicht das erste Mal, dass du mich abgeschnitten hast. Es ist mir auch nicht leicht gefallen, meine Geschichte zu erzählen, aber für mich hattest du kein Verständnis, sondern du hast Rücksicht von mir verlangt!«

Daraufhin schaltete sich noch einmal Richard ein: »Das sehe ich ganz anders. Es stand Paulas Wunsch im Raum, den auszusprechen ihr schwer genug gefallen ist. Eike hat nur dafür gesorgt, dass Paula die Rückmeldung von uns bekommen hat, die sie gebraucht hat. Er hat dich nicht abgeschnitten!«

Ingrid: »Ich kann Heinz schon verstehen. Er war genauso emotional berührt wie Paula, hat aber nicht den Raum bekommen!«

Es folgten noch weitere Rückmeldungen, von denen die meisten ähnlichen Inhalts wie die von Richard waren und einige wenige Ingrids bzw. Heinz' Sicht entsprachen. Die Gruppe war sichtlich bemüht, den im Raum stehenden Konflikt zu lösen, wobei einige mein Verhalten verteidigten, andere es infrage stellten.

Was war geschehen? Auf der ICH-Ebene wurden beide, Paula und Heinz, von Spuren aus ihrer Vergangenheit eingeholt. Paula aber hatte die

Möglichkeit, ihre Erfahrungen zu verändern, Heinz hingegen vertiefte seine Erfahrungen erneut, indem er mir gegenüber eine Vaterübertragung entwickelte und ähnlich wie seinerzeit reagierte. Aus seiner Sicht verlangte ich – wie damals sein Vater – Rücksicht und sah seine eigene Betroffenheit und Bedürftigkeit nicht.

Auf der WIR-Ebene, der Ebene der Gruppenentwicklung, befanden wir uns an der Schnittstelle zwischen der zweiten und der dritten Phase, die sozusagen ihre Schatten vorauswarf. Zur zweiten Phase zählte das sichtbare Bemühen, einander zu verstehen und wieder friedlich miteinander zu kooperieren. Vorläufer der dritten Phase waren Spannungen zwischen einzelnen Teilnehmern und mehr oder weniger deutliche Kritik mir gegenüber.

Das nicht ausgesprochene und vermutlich nicht einmal allen bewusste gemeinsame Anliegen, das ES, um das es ging und um das die Gruppe gerungen hat, war kein Sachthema, sondern ein Thema, das sich auf der Achse zwischen dem Ich und dem Wir bewegte. Nachdem ich den verschiedenen Reaktionen eine Weile Zeit und Raum gelassen hatte, äußerte ich: »Ich glaube, es geht uns allen zurzeit darum, dass wir uns in unserer Unterschiedlichkeit, die sich in den verschiedenen Reaktionen auf dasselbe Ereignis zeigt, sehen, verstehen und akzeptieren – und darum ringen wir momentan!« Und zu Heinz gewandt sagte ich: »Auch zwischen uns gibt es unterschiedliche Wahrnehmungen bzw. Reaktionen. Ich wollte etwas ganz anderes senden, als was bei dir angekommen ist. Es tut mir leid, dass mein Dafür-Sorgen, dass Paula zu den gewünschten und an dieser Stelle auch sehr gebrauchten Rückmeldungen kommt, dich verletzt hat, und bei dir so angekommen ist, als ob ich von dir Rücksicht verlangen würde. Das war wirklich nicht meine Absicht. Ich habe sehr wohl gespürt, wie sehr du gefühlsmäßig betroffen warst, deshalb habe ich dir auch gesagt, dass wir an anderer Stelle bestimmt noch einmal darauf zurückkommen werden! Damit wollte ich auch sagen, dass wir uns zu einem späteren Zeitpunkt den Raum nehmen werden, den du brauchst. Zu dem Zeitpunkt, als du deine Geschichte eingebracht hast, hätte ich dir innerlich auch gar nicht gerecht werden können, denn da ging es mir erst einmal um Paula.«

Mit dieser Intervention, in der ich meine Intention offenlegte, zielte ich darauf, seine negative, mir geltende Vaterübertragung und die damit verbundenen Interpretationen meines Verhaltens zu reduzieren. Allerdings ist mir dies zu diesem Zeitpunkt noch nicht so recht gelungen. Heinz schüttelte nur den Kopf und sagte, dass er dies so nicht gehört und auch nicht verstanden habe.

Soviel zu diesem Beispiel, das zeigen soll, dass auch Ich- und/oder Wir-Themen zu einem gemeinsamen Es-Thema werden und somit phasenspezifischen Zielen, wie dem Sich-Annähern und dem Zusammenarbeiten, dienen können.

Wenn es gelungen ist, in dieser Phase so viele Gemeinsamkeiten und so viel Vertrauen (zur eigenen Position, zu den anderen Mitgliedern, zur Gruppe, zur Leitung, zur Arbeit am Thema) aufzubauen, dass auch Trennendes, Kritisches und Störendes (das ja sowieso von Anfang an auch und immer da ist, auch wenn es zunächst verdrängt wird) benannt werden kann, ist der Boden bereitet für die folgende dritte Phase, die der »Differenzierung und Integration«. Diese ist im Allgemeinen diejenige Phase, die besondere Herausforderungen sowohl für die Gruppenmitglieder als auch für die Gruppenleitung beinhaltet. Deshalb werden wir sie sehr ausführlich behandeln.

IV.3.3 Phase 3: Differenzierung und Integration

Damit die Gruppe die Phase der Annäherung und Zusammenarbeit, in der immer noch viel Abhängigkeit von der Leitung mitschwingt, verlassen und den nächsten Entwicklungsschritt gehen kann, der die Aufhebung dieser Abhängigkeit, die Abgrenzung, Individuation, Differenzierung und letztendlich Integration zum Ziel hat, ist es notwendig, dass sich die einzelnen Gruppenmitglieder und die Gruppe als Ganzes von der Leitung emanzipieren können. Die Teilnehmer haben inzwischen erlebt, dass die Leitung die übergroßen, auf sie gerichteten Erwartungen nicht erfüllen kann – eine wichtige und ohnehin nicht zu vermeidende Erfahrung! Meistens reagieren sie auf diese Enttäuschung mit Frustration, Aggression und dem Bestreben, die eigene und gegebenenfalls auch die Leitung der Gruppe in die Hand zu nehmen. Die Leitung hat jetzt die Aufgabe, die Gruppe so zu führen, dass diese den Mut findet, sich von ihr zu entfernen, ihre eigenen Potenzen zu entdecken und selbstständig zu werden – in der Gewissheit, dass die Leitung diese Ablösungsprozesse erträgt und akzeptiert. Es ist diese Gewissheit, die das Vertrauen bedingt, sich von ihr distanzieren, aber sich auch jederzeit wieder annähern zu können. Vorherrschende Phänomene dieser Phase sind zunächst einmal das Aufkommen von Widerstand und das Äußern von Kritik gegenüber der Leitung. Es werden Ärger, Aggression und Enttäuschung geäußert, die von ihr vorgeschlagenen Themen und Strukturen werden nicht mehr nur »brav« – wie in den vorausgegangenen Phasen – übernommen und befolgt, sondern sie werden häufiger kritisch hinterfragt, in Zweifel gezogen und möglicherweise auch abgewertet. Es kommt zu Prozessen, die um das Aushandeln von Positionen und Funktionen kreisen – sowohl zwischen den Teilnehmern und der Leitung als auch zwischen den Gruppenmitgliedern. In diesen Aushandlungsprozessen werden probeweise von einzelnen Mitgliedern Rollen übernommen, die unterschiedlich lange beibehalten werden und deren Effizienz und Akzeptanz von den Gammas der Gruppe (vgl. I.3.2.) entschieden wird. Neben den – mehr oder weniger unterschwellig – vorhandenen Gefühlen von Frustration, von Wut und Ärger, von Angst und Feindseligkeit, Rivalität und Konkurrenz, Neid und Eifersucht, von Macht und Ohnmacht, be- und entstehen aber auch gleichermaßen Gefühle von Anziehung, Sympathie, Solidarität und die Freude am lustvollen Miteinanderrangeln und am Entdecken von Gemeinsamkeiten. Letztere sind es, die den Wunsch nach Integration vorbereiten.

Erstere dienen der Bewusstwerdung der Unterschiede, der Abgrenzung von der Leitung und von den anderen Teilnehmern und damit zunächst einmal der Differenzierung. Das Bedürfnis nach Individuation kann mit dem Wunsch verbunden sein, einander zu übertreffen und sich gegenseitig – als potenzielle oder tatsächliche Konkurrenten – aus dem Felde zu schlagen, nach dem Motto: »Der Starke ist am mächtigsten allein« (Schiller, *Wilhelm Tell*). Daneben besteht aber auch der Wunsch, sich zu solidarisieren und zu kooperieren – nach dem Motto: »Gemeinsam sind wir stark«.

Der zunächst vorherrschende Grundkonflikt liegt im Spannungsfeld zwischen Autonomie und Abhängigkeit. Dem Streben nach einer (halbwegs) stabilen Position in der Gruppe, nach Befreiung, Verselbstständigung und Abgrenzung steht der Wunsch bzw. auch die Angst gegenüber, geführt zu werden, abhängig zu bleiben und Grenzen zu verwischen. Über das Durchleben und Bearbeiten der jetzt ablaufenden und notwendigen Differenzierungsprozesse entwickeln sich unterschiedliche Rollen, die sowohl den Möglichkeiten und Grenzen der einzelnen Teilnehmer entsprechen als auch dem Funktionieren der Gruppe als Ganzes dienen – vorausgesetzt, die Leitung ermöglicht die Differenzierung und die Integration der Unterschiede in einem funktionierenden Gruppenorganismus. Es geht darum, die eigene Individualität leben zu können und Unterschiedlichkeit als Bereicherung zu erfahren.

Differenzierung und Integration können nur dann geschehen, wenn die Mitglieder genügend Vertrauen zur Leitung und zur Gruppe gefunden haben bzw. finden – ein Vertrauen, das auf der Erfahrung beruht, dass diese Leitung und diese Gruppe stark genug sind, um Kritik, Aggression und Konflikte auszuhalten. Gelingt es nicht, Zu- und Vertrauen zu sich selbst, zur Leitung und zu den Teilnehmern zu entwickeln, dann treten Fluchttendenzen auf, die vom inneren Rückzug und möglicherweise auch von Resignation bis hin zu einem tatsächlichen Aussteigen aus der Gruppe reichen können. Diese Erfahrungen waren es, die uns zunächst dazu veranlasst haben, von dieser dritten Phase – in Anlehnung an Bion – als der »Kampf- und Fluchtphase« zu sprechen. Inzwischen aber haben wir diese Bezeichnung verworfen, denn Kampf und Flucht, Erstarrung und Resignation können nicht Phasenziele sein, wohl aber – und das setzt Auseinandersetzung und Wiederannäherung voraus – Differenzierung und Integration.

Da nicht nur die Teilnehmer – und hier auch nicht alle gleichermaßen – die beschriebenen Gefühle mit den entsprechenden Verhaltenstendenzen erleben, sondern dies auch die Leitung tut, ist diese Phase für sie meist diejenige im gesamten Leben einer Gruppe, die sie am meisten herausfordert. Sie muss sich nicht nur mit den eigenen Ängsten, Aggressionen und Profilierungsbedürfnissen auseinandersetzen, sondern auch mit denen, die aus der Gruppe kommen und deren Zielscheibe sie selbst ist – zunächst einmal in ihrer Rolle und in ihrer Kompetenz, dann aber auch in ihrer Persönlichkeit.

Erschwerend wirkt sich außerdem die Tatsache aus, dass Aggressionen in unserer von der christlichen Ethik geprägten Kultur meist als etwas Negatives empfunden werden, als etwas, das mit Destruktivität gleichgesetzt und entsprechend verurteilt wird. Auch scheint Aggression mit den Werten der TZI nicht vereinbar zu sein, in denen unter anderem die »Achtung vor allem Lebendigen« und ein wertschätzender Umgang miteinander gefordert werden. Damit unvereinbar erscheint es, wenn Gefühle von Aggression, Wut, Trotz, Rivalität etc. auftreten. Und doch sind diese vorhanden, sie gehören zu unserem In-der-Welt- und Mit-anderen-Sein. Sie sind da, nicht nur weil sie unvermeidlich sind, sondern auch weil sie einen tiefen Sinn haben. Ich brauche Aggression, um auf andere Menschen zugehen, mich verteidigen, meinen Platz finden, etwas an-greifen zu können. Es kann also nicht darum gehen, diese Gefühle und Antriebe zu tabuisieren, sondern es muss darum gehen, ihnen Raum zu geben, sie zu kanalisieren und zu kultivieren. Kanalisieren und kultivieren kann ich nur das, was ich zugelassen und mir bewusst gemacht habe, und diese Bewusstwerdung zu unterstützen ist unter anderem eine Aufgabe und Funktion der Leitung in dieser Phase. Gerade weil das Ge- oder auch das Misslingen dieser Phase so entscheidend für die weitere Entwicklung der Gruppe ist, möchten wir besonders ausführlich auf diese und auf die Funktionen der Leitung in ihr eingehen.

Um die Rolle der Leitung in der Differenzierungs- und Integrationsphase besser verstehen zu können, ist es erst einmal sinnvoll, die Einstellungen der Gruppenmitglieder ihr gegenüber noch einmal genauer zu beschreiben.

Wurde die Leitung in der Phase der Orientierung und Kontaktaufnahme idealisiert und als »nur gut« (»idealisiertes Elternbild«) angesehen und in der

Phase der Annäherung und Zusammenarbeit als eine Klarheit gebende Instanz begrüßt – auch wenn hier bereits erste Anzeichen von Infragestellung des Leitungsverhaltens und von Wünschen nach Mitbestimmung auftauchen –, so wird sie nun langsam oder auch abrupt entidealisiert und möglicherweise auch entwertet. Die inzwischen gemachten Erfahrungen, dass die Leitung nicht omnipotent ist und dass der Einzelne und die Gruppe nicht hilflos und ohnmächtig sind, verbunden mit dem gewachsenen Vertrauen in die Tragfähigkeit der Gruppe, bereiten den Boden für Widerstand, Kritik und mitunter auch Rebellion. All diese Gefühle und Verhaltensweisen zielen auf Ablösung von der Leitung und auf Verselbstständigung.

Die in dieser Phase besonders sensibel wahrgenommenen tatsächlichen oder vermeintlichen Schwächen und Fehler der Leitung werden für einen notwendigen Emanzipationsprozess des Einzelnen und der Gruppe genutzt. Dieser Prozess ist vergleichbar mit der Pubertät in der Entwicklung eines jungen Menschen. In dieser Phase sieht der junge Mensch die Schwächen und Fehler seiner Eltern mit besonderer Klarheit, und er nutzt diese unbarmherzig, um sich von ihrer Macht und ihrem Einfluss zu befreien. Hier wie da werden die Leitung bzw. die Eltern in dem Maße, in dem sie vorher idealisiert wurden, jetzt demontiert und abgewertet. Die jetzt auftretenden Aggressionen und Entwertungstendenzen sind die Reaktion auf die in der vorausgegangenen Phase empfundene (und von der Gruppe auch gewollte und gebrauchte) Machtausübung der Leitung, und sie sind die Folge der zwangsläufigen Frustration der auf sie gerichteten libidinösen Triebregungen und Allmachtsfantasien, die ihr galten. Zu diesem Prozess der Entidealisierung gehört auch, dass die »guten« Seiten der Eltern bzw. der Leitung und deren Fähigkeiten und Stärken vorübergehend ausgeblendet und geleugnet werden. Damit einher geht eine Aufwertung der eigenen Person und jener Mitglieder der Gruppe, die als besonders sympathisch oder potent erlebt werden und mit denen sich der Einzelne identifizieren und solidarisieren kann. Die eigenen Fähigkeiten und Stärken und die der (Unter-)Gruppe werden denen der Leitung bzw. denen der anderen gegenübergestellt.

Beim Kampf gegen einen gemeinsamen Außenfeind kommt es zur Solidarisierung der gesamten Gruppe, beim Kampf gegen einen inneren Feind hingegen spaltet sich die Gesamtgruppe in Untergruppen auf. Dieser innere Feind kann entweder ein Gruppenmitglied oder die Leitung sein. Meist wird jenes Gruppenmitglied zum gemeinsamen Feind, das die zurzeit verpönten und abgewehrten Einstellungen und Triebregungen verkörpert und/oder den bereits errichteten Gruppennormen zuwiderläuft. Die Gefahr liegt dann darin, dass es zum Sündenbock für die Gruppe wird, die dann dazu tendiert, dieses aus der Gruppe auszustoßen. Wenn die Leitung zum Feind wird, dann kann es sein, dass ein spontaner Führer als ihr Gegenüber auftritt. Meist ist es jene Person, die die in dieser Phase vorherrschenden Gefühle, Wünsche und Fantasien besonders stark in sich trägt bzw. auslebt. Dieser Führer wird aus bzw. in der Gruppe gekürt und »befehligt« dann als Anführer den Kampf gegen die Leitung. Diese sollte sich jetzt gegen zweierlei Gefahren wappnen: zum einen dagegen, dass sie zum gemeinsamen Außenfeind der Gruppe wird, zum anderen dagegen, dass sie nicht mehr anerkannt und ihrer Position beraubt, oder zumindest nur mehr geduldet wird. Umso wichtiger ist es, dass die Leitung ihre Position bzw. ihre Funktion behält, auch wenn diese jetzt andere Inhalte und Aufgaben hat als in den vorausgegangenen Phasen.

Welche sind nun die Leitungsaufgaben in dieser dritten Phase der Entwicklung einer Gruppe?

Es sind – um es noch einmal zu wiederholen – zwei Ziele, die in der Phase der Differenzierung und Integration angestrebt werden. Das eine ist die Emanzipation von der Leitung – und das heißt die Erreichung von Eigenständigkeit und Individualität – und das Zweite ist die Entwicklung eines funktionierenden Rollengefüges. Beide Ziele können nur durch Differenzierung und Abgrenzung erreicht werden, und dazu bedarf es der Aggression. War in der vorausgegangenen Phase das Selbsterleben geknüpft an die Verleugnung alles Trennenden und an die Identifikation mit der Leitung und mit den anderen Teilnehmern, so ist es jetzt von dem Bewusstwerden des Trennenden, dem Wahrnehmen der Einzigartigkeit der eigenen Individualität und damit auch der Unterschiedlichkeit der verschiedenen Gruppenmitglieder bestimmt.

Die Leitung kann die Herausforderungen dieser Phase am besten bewältigen, wenn sie die Notwendigkeit der jetzt ablaufenden Differenzierungsprozesse anerkennt, ihnen Raum gibt und nicht zurückschreckt vor den unter Umständen damit verbundenen Aggressionen und Entwertungen. So kann sie die aufkommende Kritik und die Widerstände als Vehikel auf dem Weg zu Emanzipation und echter Gemeinsamkeit werten und sie als konstruktiv für den gesamten Entwicklungsprozess anerkennen und handhaben.

Konkret heißt dies:

- Die Leitung vermittelt dem Einzelnen und der Gruppe als Ganzes das Gefühl, dass sie diese mit all ihren Reaktionen und Gefühlen ernst nimmt, auch dann, wenn sie sich gegen sie selbst richten.
- Die Leitung gestattet und gibt Raum dafür, dass Rivalität, Konkurrenz und Machtkämpfe sowohl mit ihr als auch untereinander ausgetragen werden können.

- Die Leitung gibt der Gruppe Entfaltungsraum, um sich differenzieren und ihre eigenen Möglichkeiten und Grenzen entdecken und diese in eine Gruppengestalt integrieren zu können.

Die Leitung sollte ihre Einflussnahme entsprechend den Fähigkeiten der Gruppe einschränken, ohne jedoch ihre Funktionen, wie zum Beispiel zu unterstützen, zu begleiten, zu lenken und Themen und Strukturen zu setzen, aus der Hand zu geben. Eine klare Präsenz, ein Standhalten und ein Raumgeben sind gerade in Abgrenzungs- und Differenzierungsprozessen besonders wichtig und notwendig. Um diese Aufgabe erfüllen zu können, sollte die Leitung sich immer wieder die phasenspezifischen Ängste und Wünsche, die teils bewusst, teils unbewusst sind, vergegenwärtigen. Da ist die Angst vor der Zerstörungskraft der Aggressionen (der eigenen und der der anderen), da ist die Angst vor Macht und Ohnmacht, vor dem Entlarvt-, dem Bloßgestellt-, dem Entwertet- und Angegriffenwerden, und da ist die Angst, übersehen und überrollt zu werden und keinen adäquaten Platz in der Gruppe zu finden. Und da ist der Wunsch, gesehen und anerkannt zu werden, seinen Platz in der Gruppe zu finden, sich durchzusetzen bzw. einfach nur mitzulaufen, sich mit Einzelnen oder mit Untergruppen zu solidarisieren und zu kooperieren.

Die Art der Auseinandersetzung mit den aufkommenden Ängsten, Wünschen, Antrieben, Gefühlen und Hoffnungen sollte auf Seiten der Leitung modellhaft geführt werden. Dies bedeutet zum einen, dass sie weder Aggression und Auseinandersetzung, Wut, Enttäuschung, Kampf, Rivalität und Konkurrenz, noch Flucht und Rückzug verurteilt, sondern sie als Versuch wertet, das Spannungsverhältnis zwischen der in den vorausgegangenen Phasen betonten Interdependenz und der jetzt vorherrschenden Betonung der Autonomie auszubalancieren. Zum anderen gilt es zu akzeptieren, dass sie in ihrer Leitungsrolle und als Person jetzt nicht mehr so gefragt ist wie in den beiden vorausgegangenen Phasen, sondern dass sich der Schwerpunkt des Interesses der Mitglieder von ihr weg und auf die anderen Teilnehmer verlagert.

Für die Leitung heißt dies, dass sie den Spagat schaffen sollte, einerseits präsent und angreifbar zu sein, andererseits sich im Hintergrund zu halten. Bezogen auf die erste Aufgabe, auf die des Standhaltens, sollte sie den Raum eröffnen für die vielfältigen und unterschiedlichen Reaktionen auf sie und für eine kritische Auseinandersetzung mit ihrem Leitungsverhalten und ihrer Person. Wenn Kritik und vielleicht sogar Ablehnung geäußert werden, dann gilt es, den Kontakt aufrechtzuerhalten, sich nicht zu rechtfertigen, wohl aber ihr Vorgehen und ihr Verhalten transparent zu machen und zu begründen, warum sie was, wann, wie mit welcher Zielsetzung gemacht hat. Gegebenenfalls sollte die Leitung auch zugeben, dass sie etwas übersehen oder unpassende Interventionen gesetzt hat. Wenn sie dabei selektiv-authentisch ihre Gefühle anspricht, dann fungiert sie gleichzeitig als Modellpartizipantin, die den Teilnehmern Mut macht, in ähnlicher Weise miteinander umzugehen.

Und damit sind wir bei der zweiten Seite des Spagats, dem Sich-Zurücknehmen zugunsten von Begegnungen, Auseinandersetzungen und Klärungsprozessen zwischen den Teilnehmern. Die von der Leitung jetzt zu setzenden Themen und Strukturen sollten notwendige Beziehungsklärungen, Differenzierungs- und Profilierungsprozesse ermöglichen.

Gefühle wie Ärger, Rivalität und Distanz sollten ebenso ausgedrückt werden können wie Gefühle von Zuneigung, Sympathie und Nähe. Kurzum, es geht darum, das gesamte Spektrum der inzwischen entstandenen Reaktionen aufeinander darauf hin anzuschauen, ob sie hemmend oder hilfreich für das weitere Miteinander und das Zusammenarbeiten sind sowie ob und wie sie für die anstehenden Differenzierungs- und Integrationsprozesse bearbeitet und genutzt werden können.

In dieser Phase der Gruppenentwicklung besteht zum einen die Gefahr, dass es zu einer »Hackordnung« in der Gruppe und/oder zu einer Festschreibung von Außenseiter- und Sündenbock-Rollen kommt, zum anderen aber auch die, dass Abspaltungen und Untergruppen oder gar Absprungtendenzen entstehen.

Diese beiden Hauptgefahren berücksichtigend sollte die Leitung der Gruppe ein Maß an Konfrontation zumuten, das annehmbar und nicht zu Angst machend ist. Regeln für ein offenes Feedback, für ein ehrliches Farbebekennen, für faire Konkurrenz und Auseinandersetzung sollen eingeführt und gewahrt, Grenzen gesetzt und verletzenden und destruktiven Kräften Einhalt geboten werden.

Abschließend möchten wir noch auf zwei ungünstige Formen des Leiterverhaltens bzw. von Leiterpersönlichkeiten hinweisen, die sich gerade in dieser dritten Phase besonders negativ auswirken (vgl. Yalom, 1989, S. 295ff.).

Da ist zum einen die Leitungsperson, die Angst vor Kritik, Aggression, Auseinandersetzung und Feindseligkeit empfindet. Sie schützt sich auf zweierlei Weisen: entweder, indem sie sich stets liebevoll der Gruppe zuwendet und in vorauseilendem Gehorsam es allen recht machen will, oder aber, indem sie ihre Unsicherheit und Zerbrechlichkeit äußert und sozusagen »ihre Kehle« der Gruppe darbietet, um geschont zu werden. Dadurch löst sie nicht nur eine Beißhemmung bei den Teilnehmern aus, denn sie empfinden einen Angriff auf die so liebe und/oder schwache Leiterperson als unangebracht, sondern sie gibt auch ein Modell dafür, dass Aggressionen etc. gefährlich und »böse« seien. Die Bearbeitung der entsprechenden Antriebe wird verhindert, das Hilfreiche und Klärende von Aggressionen kann nicht erlebt und genutzt werden, die Teilnehmer bleiben auf ihren Gefühlen sitzen und können nicht lernen, wie mit diesen adäquat umzugehen ist. Die Folge ist, dass die Entwicklung des Einzelnen und der Gruppe stagniert und das Interesse an der Arbeit (Lokomotion) und an der Gruppe (Kohäsion) nachlässt. Die Offenheit in der Gruppe leidet, es kommt zu Unaufrichtigkeit und verdeckter Aggression bzw. zur Verschiebung der Aggression vom Leiter auf andere Teilnehmer (Außenseiterbildung) oder auf Außenfeinde.

Zum anderen gibt es Leiterpersönlichkeiten, die einen »olympischen Gott« darstellen, deren (typischerweise) seltene Interventionen in ihrer Vieldeutigkeit und vorgeblichen Tiefgründigkeit wie Orakelsprüche wirken, die die Beiträge kommentieren und am Ende der Sitzung den Prozess der Gruppe überlegen zusammenfassen. Diese Leiter nähren die Omnipotenzfantasien ihnen gegenüber, zugleich aber auch die Minderwertigkeitsgefühle in den Teilnehmern. Jede kritische Regung gegenüber der Leiterperson wird möglicherweise von den Teilnehmern als eigenes Unverständnis gewertet und entsprechend verdrängt. Einen solchen kompetenten Leiter anzugreifen, erscheint sowohl gefährlich als auch respektlos und vergeblich. So bleiben der Einzelne und die Gruppe in der Phase der Abhängigkeit stecken. Da die offene Auseinandersetzung mit der Leitung nicht zugelassen werden darf (von beiden Seiten), entsteht eine hohe Leiterfixiertheit, eine autoritär geleitete und an die Autorität fixierte Gruppe. Es kommt bestenfalls zu einer Polarisierung in der Gruppe: Sie spaltet sich auf in eine große Untergruppe der Leiterfixierten, der sich stark fühlenden »Jünger«, und eine kleine Schar von »heimlichen Rebellen« und »schwachen Abtrünnigen«.

Gegenüber einem solchen Leiterverhalten möchten wir nochmals die Bedeutung der sich mit Aggression und Feindseligkeit geduldig auseinandersetzenden Leitung hervorheben. Eine Leitung, die Widerstand erwartet und zulässt, die sich auf Angriff und Angreifer einlässt, fair pariert und den Angriff übersteht, die weder selbst zerstört ist noch zerstören will, die die Absichten und Wirkungen der Angriffe zu verstehen und zu bearbeiten sucht, eine solche Leitung demonstriert der Gruppe, dass Aggressionen nicht zum Tode führen, vielmehr konstruktive Entwicklungsmöglichkeiten in sich tragen.

Die Voraussetzung zu lustvollem Kämpfen ist nämlich das Erleben weitgehender Unabhängigkeit. Wer den anderen dagegen noch als Teil von sich selbst in sich trägt, kämpft letztlich entweder gar nicht oder hilflos gegen sich selbst (vgl. Eicke, 1972).

Wenn es also gelingt, das Trennende zu thematisieren und so weit zu bearbeiten, dass es zur Verselbstständigung des Einzelnen und der Gruppe, zur

Entwicklung eines (vorerst) relativ stabilen Rollengefüges und eines gemeinsamen Engagements für die gemeinsame Aufgabe, für die alle verbindende »dritte Sache« (Brecht, 1967, S. 878) kommen kann, dann ist die nächstfolgende Entwicklungsstufe erreicht, die der Autonomie und Interdependenz.

Ehe wir diese schildern, möchten wir noch zur Illustration des Gesagten ein Fallbeispiel einschieben, das die Autorin erlebt hat und daher wieder in Ich-Form geschildert wird (vgl. A. Rubner, 2001). Nach dieser Kasuistik und den sich daran anschließenden Fragen nach einem angemessenen Leitungsverhalten machen wir konkrete Vorschläge, wie dieses unter Umständen aussehen kann.

> Am Abend des zweiten Tages eines Persönlichkeitskurses, der bis dahin problemlos verlaufen war, entwickelte sich eine Krise, deren Auslöser eine kleine Fehlleistung meinerseits war. Wenn ich sage, dass sich der Kurs bis dahin problemlos gestaltet hat, dann meine ich, dass die beiden vorausgegangenen Phasen, die der Orientierung und Kontaktaufnahme und die der Annäherung und Zusammenarbeit, intensiv und komplikationslos durchlebt worden waren. Die Teilnehmer hatten sich so weit einander angenähert, dass die anfangs bestehenden Gefühle von Fremdheit, von Misstrauen und Zurückhaltung zumindest bearbeitet waren, dass jetzt eine lebendige Kommunikation in Gang gekommen war. Jedes Gruppenmitglied hatte sich vorgestellt, Kontakte zu Einzelnen und zur Gruppe gewonnen, seinen persönlichen Bezug zum Oberthema formuliert, und die anfangs sehr leitungszentrierten Äußerungen waren in einer lebendigen Interaktion zwischen den Mitgliedern aufgehoben. Die Interaktionen waren vor allem dadurch gekennzeichnet, dass viel Einfühlung, Hilfsbereitschaft und Interesse aneinander bekundet wurde.
>
> Mir – als der Leiterin – gegenüber herrschten noch idealisierende Gefühle vor, die eine Teilnehmerin mit folgenden Worten zusammenfasste: »Ich bin sehr froh, gerade bei dir zu sein, du bist fachlich außerordentlich kompetent, du strahlst Wärme und Akzeptanz aus und du bist in der Lage, jeden Einzelnen hier zu sehen und ihm das zu geben, was er braucht.« Dieses öffentlich geäußerte und nur positive Feedback wurde durch Zustimmungsäußerungen der meisten anderen Gruppenmitglieder bekräftigt, mit Ausnahme eines männlichen Teilnehmers, nennen wir ihn Erich, der daraufhin sein Missfallen – allerdings vorerst nur nonverbal – ausdrückte. Er rollte die Augen zum Himmel, rutschte in seinem Sessel tiefer und blickte gelangweilt zum Fenster hinaus. Dieses Verhalten von Erich überraschte mich zunächst insofern, als er schon einmal einen meiner Kurse besucht und sich damals sehr zufrieden, beinahe enthusiastisch über mich geäußert

hatte, und er sich zu diesem Kurs – wie er mir im Vorfeld mitgeteilt hatte – weniger des Themas als vielmehr meinetwegen angemeldet hatte. Sein bisheriges Verhalten in diesem Kurs unterschied sich von dem im letzten Kurs gezeigten allerdings noch in weiteren Merkmalen. Ich hatte ihn damals als lebendig, kooperativ und gut in die Gruppe integriert erlebt. Diesmal war er still, beinahe teilnahmslos und er hatte sich bisher nie auf die anderen bezogen und diese sich auch nicht auf ihn.

Diese Rolle änderte sich schlagartig an dem genannten Abend des zweiten Kurstages. Der Auslöser dafür war folgender Umstand: Es sollte in vier Kleingruppen an einer bestimmten Thematik gearbeitet werden. Beim Ansagen der hierfür zur Verfügung stehenden vier Gruppenräume vergaß ich, eine Gruppe und deren Raum zu nennen. Ich sagte nur drei an, eine Tatsache, die eigentlich unerheblich war, weil wir schon zweimal in Vierergruppen gearbeitet hatten und damit die Gruppenräume bekannt waren. Dennoch war es diese Tatsache, die Erich im an die Kleingruppenarbeit anschließenden Plenum zum Platzen brachte. Er äußerte, dass er vor lauter Ärger über diese offensichtliche Missachtung seiner Kleingruppe und damit auch seiner Person kaum hätte arbeiten können, dass er überhaupt äußerst enttäuscht über den bisherigen Kursverlauf und vor allem über mich sei. Er sei ganz bewusst wieder zu mir gekommen, da er bei mir seinen ersten TZI-Kurs gemacht und damals viel über sich selbst erfahren habe. In der Zwischenzeit habe er auch bei zwei anderen TZI-Leitern Kurse gemacht, die ihn aber derart enttäuscht hätten, dass er seine ursprüngliche Absicht, die TZI-Ausbildung zu absolvieren, wohl wieder aufgeben werde. Ich sei sozusagen seine letzte Hoffnung gewesen, die er aber auch jetzt schwinden sehe. Dies sei wohl sein letzter TZI-Kurs bzw. er werde, falls dieser so weitergehe wie bisher, morgen abfahren. Auf meine Rückfrage, was ihn denn so enttäuscht habe, äußerte er, dass er mit einem ganz speziellen Problem, nämlich seiner Vaterproblematik, hier angereist sei. Diesbezüglich sei er bis jetzt keinen Zentimeter weitergekommen. Ich hätte bisher nicht einmal wahrgenommen, dass es ihm um diese gehe, geschweige denn, dass ich ihm in irgendeiner Weise in Bezug auf diese Problematik weitergeholfen hätte. Im Übrigen fühle er sich insgesamt sehr unwohl in dieser Gruppe, was an deren Zusammensetzung, aber doch vor allem an mir liege, da ich nicht verstehen würde, eine Atmosphäre von Vertrauen und Offenheit zu schaffen.

Eine bis dahin bestehende Gruppennorm, nämlich soziale Konventionen einzuhalten und sich gegenseitig zu schonen – eventuell auch um selbst geschont zu werden – war gebrochen. Das bislang vorherrschende Klima von Freundlichkeit, Anteilnahme und Kooperationsbereitschaft veränderte sich. Einige Gruppenmitglieder äußerten – zwar noch zögernd, jedoch unüberhörbar – Kritik und Ärger nicht nur gegenüber mir als der Leiterin, sondern auch gegenüber anderen Teilnehmern. Die gleichzeitig von Einzelnen geäußerten Gefühle von Zufriedenheit und von Hoffnung in Bezug auf den weiteren Kursverlauf wurden entweder kaum wahrgenommen oder – vor allem von Erich – aufgegriffen, verspottet und entwertet. Erich, der bisher eher unauffällig und zurückhaltend gewesen war und eine Gamma-, teilweise sogar eine Omega-Rolle eingenommen hatte, kam in dieser Phase des Gruppenprozesses in eine Alpha-Rolle. Er stand plötzlich im Zentrum des Geschehens: Es gab Teilnehmer, die ihm zustimmten und folgten, und es gab solche, die sich ihm gegenüber abgrenzten und/oder ihm widersprachen. Bei der Mehrheit der Mitglieder waren die von ihm geübte Kritik und die Äußerung von Ärger und Frustration auf fruchtbaren Boden gefallen und machten Schule.

Parallel zur Veränderung von Erichs Rolle änderte sich auch meine: Ich war nicht mehr die, der die Teilnehmer vertrauensvoll bzw. zumindest widerspruchslos folgten, und ich wurde auch nicht mehr idealisiert als nur gute, omnipotente, alle gleichermaßen nährende Leitungs- und Mutterfigur. Diese Hoffnungen hatte ich enttäuscht, meine Fehlleistung wurde zu einem Symbol dafür, deshalb entzündeten sich genau an dieser Stelle die Gemüter. Die Rolle, die mir jetzt zugeschrieben wurde, war eher die der Versagenden. Der Versagenden im doppelten Sinne des Wortes: die, die versagt hat, indem sie als reale Person mit Grenzen und Schwächen sichtbar wurde, aber auch die, die sich den Riesenansprüchen der Gruppe versagt hat. Verunsicherung, Wut und Enttäuschung tauchten auf und wurden ausgedrückt.

Den Veränderungen in den Beziehungen der Teilnehmer zueinander und zu mir entsprachen Veränderungen in meiner gefühlsmäßigen Einstellung gegenüber einzelnen Gruppenmitgliedern und insbesondere gegenüber Erich. Als spontane und unwillkürliche Antwort auf die mir entgegengebrachten Gefühle und Abwertungen registrierte ich in mir ebenfalls Gefühle von Enttäuschung, Ärger und Befürchtung. Die Enttäuschung richtete sich zunächst vor allem gegen Erich, den ich im Stillen als pubertär, als unberechenbar, ja als undankbar abklassifizierte. Meine Aggression äußerte sich in spontanen, nicht ausgesprochenen und nicht kontrollierten inneren Antworten, wie zum Beispiel: »Wenn du bisher nicht zum Zuge gekommen bist, dann liegt es an dir selbst, an deiner Zurückhaltung, deinem mangelnden Mut, dich einzubringen und daran, dass du nichts riskieren willst, ich aber alles erkennen, verstehen und machen soll.« In Bezug auf die meisten Gruppenmitglieder tauchten Einfälle auf, wie beispielsweise, dass ich hier »Perlen vor die Säue« werfe, und dass ich am besten niemandem mehr vertrauen sollte. Meine Befürchtungen hatten Inhalte wie die, dass mich die Gruppe nicht mehr in meiner Leitungsrolle akzeptieren und mich zum Sündenbock machen könnte, dass der Kurs schon gelaufen sei, und dass eventuell sogar mein Ruf als Lehrbeauftragte im RCI auf dem Spiel stehen könnte.

Es war mein Wissen um die Übertragung und um die gerade ablaufende Entwicklungsphase, das mich an dieser Stelle – nach spontaner innerer Aggression, die auch meinem Selbstschutz diente – nicht in Angst und Schrecken verfallen ließ. Vielmehr konnte ich die Gesamtheit meiner Gefühlsreaktionen und Fantasien als Hilfe zur Entschlüsselung sowohl des zentralen Anliegens von Erich als auch zur Erfassung der die Gruppe als Ganzes beherrschenden Spannungen verstehen.

Nach dieser Arbeitseinheit beschäftigte ich mich mit folgenden Fragen:

Erstens: Was sagt mir das von Erich gezeigte Verhalten über seine Persönlichkeit, seine Bedürfnisse und sein individuelles Problem?

Beim Versuch, diese Frage zu beantworten, waren für mich sowohl meine Kenntnisse aus dem ersten Kurs, den ich mit Erich erlebt hatte, als auch meine Gegenübertragungs-Reaktionen hilfreich.

Ich möchte sein Verhalten und das, was ich mit ihm erlebt und von ihm erfahren habe, so beschreiben: Im ersten Kurs hatte er seine übergroßen und manchmal sogar unerträglichen Sehnsüchte nach Nähe und Abhängigkeit artikuliert und agiert. Diese ließen sich lebensgeschichtlich auf frühe Versagungen in der Beziehung zu seiner Mutter und auf Repressionen durch seinen Vater zurückführen. Im psychischen Feld der Übertragung belebte Erich die Gesamtheit seiner inneren und äußeren Erfahrungen wieder. Die Beziehungen, die er im Hier und Jetzt mit den anderen Teilnehmern, vor allem mit mir als der Leiterin, verknüpfte, stellten eine Wiederholung von Wünschen, Ängsten, Gefühlen und Abwehrhaltungen dar, die er früheren Bezugspersonen gegenüber erlebt hatte (vgl. III.1).

Indem er seine maßlose Enttäuschung über mich ausdrückte, zeigte und verbarg Erich zugleich seine übergroße Erwartung an mich, die ich ihn – unausgesprochen – verstehen und ihn mehr als alle anderen in der Gruppe sehen, umsorgen, ihm helfen und sein persönliches Problem lösen sollte.

Seine Frustration und in deren Folge seine Aggression schützten ihn vor seinen Wünschen nach Nähe und Abhängigkeit, auf deren Erfüllung er nicht zu hoffen wagte. Gegen deren Wiederauftauchen und die damit verbundenen Angst- und Unlusterlebnisse wehrte er sich durch Reaktionsbildung, das heißt durch ihre Verkehrung ins Gegenteil. Aus seiner Idealisierung wurde Entwertung, aus dem Wunsch nach Nähe wurde das Bedürfnis nach Distanz und aus der Sehnsucht nach Abhängigkeit das forcierte Streben nach Selbstständigkeit. Wie ambivalent diese Einstellungen waren, zeigte sich an der Empfindlichkeit, mit der er auf die ausgebliebene Anweisung bezüglich des Gruppenraumes reagierte. Gleichzeitig wiederholte er durch sein Verhalten alte Beziehungsmuster und alte Verletzungen und Konflikte. Unbewusst versuchte er, mich dazu zu provozieren, mich wie seine Mutter (indem ich ihn im Stich und fallen ließ) bzw. wie sein Vater (indem ich ihn maßregelte und unterdrückte) zu verhalten.

Meines Erachtens stellten die in Erich aktualisierten Beziehungen zu mir und zu den anderen auch eine Projektion seiner eigenen Persönlichkeitsanteile dar, das heißt, dass die Konflikte, die er mit mir, aber auch mit anderen Teilnehmern durchlebte, eine Veräußerlichung von Konflikten darstellte, die er in und mit sich selbst hatte. Die Entwertung und Verspottung anderer kann also auch als ein Ausdruck für seinen eigenen inneren Umgang mit sich selbst gesehen werden.

In den Übertragungen, die bestimmt werden sowohl von den inneren Bildern aus der Vergangenheit, die in der Gegenwart neu belebt werden, als auch von dem aktuellen Beziehungsgeflecht, von den konkreten Personen im Hier und Jetzt, ereignen sich immer auch bestimmte Rollenzuschreibungen. Diese wecken in dem, an den sie gerichtet sind, den Impuls, sich dieser Rolle entsprechend zu verhalten (vgl. III.1).

Die zweite Frage, auf die ich eine Antwort suchte, war folgende: Welche Rolle wurde mir von Erich in diesem Augenblick des Gruppenprozesses angetragen? Wie waren in diesem Moment meine Gegenübertragungsreaktionen, also meine auf ihn antwortenden Gefühle?

Ich war enttäuscht und verletzt, ich war ärgerlich auf ihn, ich fühlte mich von ihm entwertet und angegriffen. Ich empfand also Gefühle, die mit seinen auf mich gerichteten korrespondierten. Gleichzeitig spürte ich einen riesigen, unerfüllbaren Anspruch auf mich gerichtet. Alles in allem löste dies in mir den unreflektierten Impuls aus, ihn fallen zu lassen, mich von ihm abzuwenden und ihn meinerseits zu kritisieren, infrage zu stellen und abzuwerten – also letztlich das zu tun und zu wiederholen, was er seinerzeit mit seinen Eltern erlebt hatte. Er hat die Beziehungserfahrungen mit seinen Eltern wiederholt und auf mich übertragen und in mir eine entsprechende unwillkürliche Gegenübertragung hervorgerufen.

Es war mir klar, dass ich meinen spontanen und unreflektierten Impulsen unter keinen Umständen nachgeben durfte, zumal mir bewusst war, dass seine Übertragungen nicht in erster Linie mir als Person, sondern meiner Rolle als Leiterin galten. Vielmehr wollte ich meine Gegenübertragungsreaktionen nutzen, um ihn und den gesamten Gruppenprozess zu verstehen.

Meine eigenen Aggressionen und Befürchtungen waren nicht nur eine Antwort auf die momentan in der Gruppe vorherrschenden Einstellungen, sondern sie waren auch ein Teil derselben. Auch ich erlebte – genau wie die übrigen Teilnehmer, wenn auch mit etwas anderen Akzenten – Enttäuschung, Ärger, Verunsicherung und Furcht. Wenn ich den Gruppenprozess verstehen wollte, brauchte ich also nur auf meine eigenen Gefühle zurückzugreifen. Gleichzeitig musste ich aber auch der Tatsache Rechnung tragen, dass meine Gegenübertragung nicht nur eine Antwort auf die mir entgegengebrachten Einstellungen und Fantasien war, sondern auch die Folge von eigenen lebensgeschichtlich bedingten unaufgelösten Ängsten, Wünschen und Konflikten. Ich machte mir an dieser Stelle wieder einmal klar, dass das aktuelle Gruppengeschehen für mich insofern besonders bedrohlich war, da es mein Bedürfnis, geliebt und anerkannt zu werden, ebenso infrage stellte wie meine bisher erfolgreich angewandten Mittel zu dessen Befriedigung. Die Angst zu versagen bezog sich bei mir daher nicht nur auf meine Leitungsrolle und somit auf die Leistungsebene, sondern sie ging tiefer. Um konstruktiv mit meiner Gegenübertragung umgehen zu können, habe ich dreierlei getan: Erstens habe ich mir die Gefahren, die aus meinen eigenen intrapsychischen Wünschen und Ängsten entstehen könnten, bewusst gemacht. Diese hätten – unreflektiert – dazu führen können, dass ich mich in einer aggressiven oder ängstlichen Art und Weise zur Wehr gesetzt hätte.

Zweitens habe ich meine Gefühle als Diagnostikum für den aktuellen, individuellen und gruppalen Prozess verwertet, und drittens habe ich das, was aus meiner Vergangenheit stammt, getrennt von dem, was zur Gegenwart gehört, und dem, was sich auf die Zukunft richtet. Die Gegenwart war von drei Faktoren bestimmt: einmal von der in der Übertragung wiederbelebten Vergangenheit von Erich, zum anderen von meiner Gegenübertragung und zum Dritten vom aktuellen Gruppenprozess.

Eine weitere Frage, auf die ich eine Antwort suchte, war die: Was war geschehen, dass Erich, der bis dahin ein unauffälliger, stiller Mitläufer in der Gruppe war, der eine Gamma- und zeitweise sogar eine Omega-Rolle innehatte, plötzlich eine Alpha-Rolle einnehmen konnte?

Es waren der Gruppenprozess und die mit ihm verbundenen Einstellungen, die das bis dahin von den anderen kaum bemerkte Gruppenmitglied Erich vorübergehend eine Führungsposition einnehmen ließen. Wie konnte das geschehen? Die von ihm ausgedrückten Ängste (von der Leitung nicht wahrgenommen zu werden und zu kurz zu kommen, in der Gruppe seinen Platz nicht zu finden und von den anderen nicht anerkannt zu werden), Aggressionen und Enttäuschungen waren Einstellungen, die die Mehrheit der Gruppenmitglieder um diese Zeit – teils bewusst, teils unbewusst – beschäftigten. Erich lebte gegenüber der Leitung Enttäuschung, Feindseligkeit und Misstrauen aus und gegenüber der Gruppe Rivalität und die Tendenz, sich von ihr abzuheben. Dadurch, dass seine persönliche Problematik einen unmittelbaren Bezug zur vorherrschenden momentanen, wenn auch zum Großteil unbewussten Thematik der Gruppe hatte und er die emotionalen Bedürfnisse und Fantasien eines Großteils der Gruppe verkörperte, ausdrückte und stellvertretend agierte, handelte er unbewusst in ihrem Auftrag und mit ihrer Zustimmung. Indem er bisher unterschwellig gebliebene Prozesse zur Sprache brachte, förderte er das Fortschreiten der Gruppenentwicklung. Die Folgen waren, dass sich sein Ansehen und seine Einflussmöglichkeiten erhöhten, sich einzelne Teilnehmer mit ihm identifizierten und ihn imitierten. Es war zu erwarten, dass diese Position früher oder später von jenen Teilnehmern infrage gestellt werden würde, die die andere Seite der Medaille, nämlich die Wünsche nach Nähe und Solidarität leben wollten.

Überdies gab es – dieser Phase entsprechend – natürlich auch Prozesse des Rollenaushandelns zwischen den übrigen Gruppenmitgliedern. Es ging also nicht nur um die Beziehungen zwischen Erich und mir und Erich und den anderen Teilnehmern, sondern auch um Rollenklärungen in der gesamten Gruppe.

Soweit die Fallschilderung.

Im Folgenden möchten wir Überlegungen zu der Frage anstellen, welche Leitungsinterventionen in dieser Situation angemessen wären, um wieder Vertrauen aufzubauen und Entwicklungsschritte – für einzelne Mitglieder und hier insbesondere für Erich, aber auch für die gesamte Gruppe – zu ermöglichen.

Welche Themen und Strukturen wären geeignet, um Auseinandersetzungen und Beziehungsklärungen in einer angemessenen Art und Weise zu führen und die einzelnen Mitglieder dabei zu unterstützen, ihre momentane Position in der Gruppe zu finden und ihre Selbstständigkeit weiterzuentwickeln?

Das zu setzende Thema sollte auf Vertrauensentwicklung abzielen, und das heißt zunächst einmal, dass die Hindernisse, die dieser im Wege stehen, gesehen und aufgehoben werden müssen. Über die Artikulierung sowohl des Trennenden als auch des Verbindenden sollen Differenzierungs- und Integrationsprozesse ermöglicht werden. Das Artikulieren des Trennenden dient der Bewusstwerdung der Unterschiede zwischen den Teilnehmern und dessen, was einer Zusammenarbeit möglicherweise im Wege steht. Letzteres ist die Voraussetzung dafür, dass es – zumindest – soweit bearbeitet werden kann, dass Kooperation und damit Lokomotion wieder möglich werden. Das Artikulieren des Verbindenden zielt auf Kohäsion und Integration. Um diese Ziele zu erreichen, sollte die Leitung Raum schaffen erstens für Auseinandersetzungen mit ihr und zweitens für Beziehungsklärungen der Teilnehmer untereinander.

Das Thema könnte beispielsweise lauten: »Wahrnehmungen, Einstellungen und Gefühle zwischen uns, die uns trennen und die uns verbinden.«

Bezogen auf die zu setzenden Strukturen heißt dies, dass der Raum, in dem die Auseinandersetzung mit der Leitung geschehen soll, ein Plenum sein sollte – ein Plenum, in dem alle Mitglieder ihre momentanen Eindrücke, Kritikpunkte, Fragen und Gefühle ihr gegenüber äußern können. Hinführend zum Thema könnte die Leitung zum Beispiel sagen: »Ich nehme wahr, dass zurzeit viel Unterschiedlichkeit in Bezug auf eure Einstellungen mir gegenüber in der Gruppe ist. Erich, du hast ja sehr deutlich deine Enttäuschung und deinen Ärger geäußert. Ich kann mir vorstellen, dass es Einzelnen von euch ähnlich ergeht wie ihm, anderen aber vielleicht auch wieder ganz anders. Ich glaube, es würde uns allen – aber mir natürlich ganz besonders – weiterhelfen, wenn ihr sagen könntet, was euch in Bezug auf mich als Leiterin oder auch als Person momentan beschäftigt!«

Wenn dann Kritik oder Zustimmung geäußert werden, sollte sich die Leitung erst einmal ruhig und akzeptierend alles, was gesagt wird, anhören – ohne sich zu rechtfertigen. Wenn sie selbst findet, sie hätte einen Fehler begangen, dann sollte sie diesen zugeben und vielleicht erklären, warum ihr dieser unterlaufen sei. Ist die Kritik aus ihrer Sicht hingegen unberechtigt, dann sollte sie transparent machen, mit welcher Absicht und Zielsetzung sie gerade diese und keine andere Intervention gesetzt hat. Um an dieser Stelle den Unterschied zwischen Transparentmachen und Rechtfertigen zu verdeutlichen, ist es hilfreich, darauf hinzuweisen, dass die eigene Absicht oft etwas ganz anderes ist als die erzeugte Wirkung. Außerdem könnte die Leitung an dieser Stelle auch – selektiv-authentisch – eigene Wahrnehmungen und Einstellungen äußern.

Soviel zur Struktur, die den Raum für die Auseinandersetzung mit der Leitung betrifft. Bezogen auf die Struktur, die geeignet wäre, Beziehungsklärungen zwischen den Mitgliedern und den Vergleich zwischen Selbst- und Fremdwahrnehmung zu ermöglichen, erscheinen uns wechselnde Paarbegegnungen hilfreich. Diese Begegnungen sollten so angelegt sein, dass die im Laufe der bisherigen Gruppenarbeit zwischen den Mitgliedern entwickelten Emotionen in ihrer Vielfältigkeit angegangen und gleichzeitig in Bezug auf die eigene Resonanz hin betrachtet werden können. Für diesen Prozess erscheinen uns Feedback-Übungen geeignet, die so angelegt sind, dass sich die Teilnehmer sowohl etwas über ihre derzeitigen Reaktionen aufeinander mitteilen können als auch etwas dazu, was diese Reaktionen mit ihnen selbst zu tun haben könnten. Vorschläge für ein solches Feedback sind: »Du hast etwas, das mich anzieht, auf Distanz hält, mich ärgert, neugierig macht, mir gefällt und anderes mehr … und das hat mit mir zu tun!« Dieser Nachsatz ist wichtig, weil jedes Feedback nur eine subjektive und keine objektive Sichtweise darstellt, aber auch weil es anregt, mehr Selbst-Bewusstsein im eigentlichen Sinne zu entwickeln, nämlich der Frage nachzugehen, was meine Reaktionen auf mein Gegenüber mit mir und meiner Geschichte zu tun haben könnten.

Bezogen auf den not-wendigen Abbau der negativen Übertragung, die Erich gegenüber der Leiterin entwickelt hat, könnte mit dieser Struktur eine Begegnung zwischen ihm und der Leiterin verbunden werden, derart, dass sie auf ihn zugeht und ihn fragt, ob er bereit wäre, mit ihr diese Übung zu machen. Sie würde diese nämlich gerne mit ihm machen, weil ihr daran gelegen sei, dass – im Sinne des Oberthemas – das Trennende zwischen ihnen ebenso zur Sprache kommen könne wie das Verbindende. Wenn sie ihm dann offen und ehrlich sagen würde, was sie zurzeit an ihm ärgert, irritiert, anzieht oder was auch immer, und was das jeweils mit ihr selbst zu tun hat, dann könnte sie für ihn als konkrete Person – und nicht mehr so sehr als Übertragungsobjekt – sicht- und greifbar werden.

Was wir in Bezug auf die konkrete Begegnung zwischen der Leiterin und Erich gesagt haben, gilt mit entsprechender Variation auch für die Beziehungsklärungen zwischen den Teilnehmern.

Die genannten Themen- und Strukturvorschläge scheinen uns geeignet, um den Herausforderungen dieses Falles im Speziellen, aber auch jenen der Differenzierungs- und Integrationsphase im Allgemeinen gerecht zu werden.

Wenn die Gruppenmitglieder wieder arbeitsfähig sind, ihre momentane Position und ihre Selbstständigkeit inmitten ihrer Abhängigkeiten in dieser Gruppe gefunden haben, dann kann ein alle verbindender Gruppengeist etabliert werden. Die Themen der folgenden Phase, der der Autonomie und Interdependenz, tauchen auf und eröffnen neue Entwicklungsmöglichkeiten, die die Gruppe zur vollen Leistungsentfaltung befähigen können.

IV.3.4 Phase 4: Autonomie und Interdependenz

Folgende Kennzeichen stehen in dieser Phase im Vordergrund: Die Leitung und die Teilnehmer werden nicht mehr in Kategorien wie »nur gut« oder »nur böse« eingeteilt, sondern realistischer mit ihren Stärken und Schwächen, ihren liebenswerten und weniger liebenswerten Seiten erlebt und akzeptiert. Die in den vorausgegangenen Phasen begonnene Errichtung von Normen und Zielen wird zügig fortgesetzt. Aggression und Libido sind weitgehend integriert und neutralisiert, sodass vorübergehend eine angst- und konfliktfreie Sphäre entsteht. Alles Störende und Negative wurde entweder in den vorausgegangenen Phasen, vor allem in Phase 3 bearbeitet oder es wird verdrängt oder auf »draußen« projiziert. Das Interesse der Teilnehmer gilt jetzt vor allem dem gemeinsamen Tun, Planen und Durchführen von Aufgaben.

In dieser relativ ruhigen und vertrauensvollen Atmosphäre können die Gruppenmitglieder sehr bewusst sowohl ihre Individualität und Selbstständigkeit als auch ihre wechselseitige Abhängigkeit und Bezogenheit leben und erleben. Die individuellen Fähigkeiten und die bestehenden Unterschiede können nun zunehmend als bereichernd und nicht mehr als bedrohlich und Konkurrenz auslösend (wie in der vorausgegangenen Phase) empfunden und genutzt werden – genutzt für die gemeinsame Arbeit an den vorliegenden Themen, die Bewältigung der anstehenden Aufgaben und für die Erreichung der gesetzten Ziele. Die Rollen sind meist klar verteilt, relativ gefestigt und müssen nicht mehr immer wieder neu ausgehandelt werden. Kommunikation und Interaktion sind offen und fruchtbar, und es besteht großes Interesse an sachlichem und thematischem Arbeiten. Mit hoher Aufnahme- und Lernbereitschaft kann die Gruppe jetzt ihre optimale Leistungsfähigkeit entfalten. Die Gruppenmitglieder identifizieren sich verstärkt mit »ihrer« Gruppe und wollen ihren persönlichen und fachlichen Beitrag zum Gesamtwerk der Gruppe leisten. Sie erkennen einander in ihrer Individualität und Unterschiedlichkeit als gleichwertig an und sie sind in hohem Maße aufeinander und auf die Sache bezogen. Sie erleben gleichermaßen Freude an ihrer Autonomie wie an ihrer Interdependenz und sind bemüht, diese in einem ausgewogenen Gleichgewicht zu halten. Diese Balance kann jedoch durch zu starke Wünsche nach Nähe oder nach Distanz zu einzelnen Teilnehmern gefährdet werden. Diese Gefahr wird im Allgemeinen abgewehrt durch gemeinsames Tun und durch ein Zugehörigkeitsgefühl zur gesamten Gruppe.

Der phasenspezifische Grundkonflikt besteht jetzt zwischen dem Wunsch, eine harmonische und sachorientierte Atmosphäre zu schaffen und zu erhalten, und der Angst vor dem Wiederauftauchen der in der Vorphase erlebten Aggressionen und Machtkämpfe.

Die Gruppenmitglieder begegnen der Leitung meistens mit folgenden Einstellungen:

Sie wird jetzt nicht nur in ihrer fachlichen Kompetenz mit ihren spezifischen Fähigkeiten und Aufgaben, die mit ihrer Rolle verbunden sind, gesehen, sondern sie wird auch in ihrer persönlichen Identität als unverwechselbares Individuum mit Fähigkeiten und Schwächen akzeptiert. Die Funktion, die die Leitung in dieser Phase zu übernehmen hat, lässt sich am besten mit dem Begriff »primus inter pares« bezeichnen. Und das bedeutet auch, dass die Gruppe jetzt selbst immer mehr Leitungsfunktionen übernimmt und eventuelle Fehlleistungen der Leitung – meist liebe- und humorvoll – ausgleicht.

Die Aufgaben der Leitung nehmen also in dieser Phase sowohl in der Quantität als auch in ihrer Bedeutungsqualität für die Gruppe ab. Sie sollte sich entsprechend zurücknehmen und gleichzeitig den Überblick behalten und von Fall zu Fall entscheiden, wann sie der Gruppe und dem Einzelnen die Leitung überlassen kann und soll und wann nicht. Wie in jeder Phase hat sie jedoch auch in dieser Phase ihren spezifischen Rollenauftrag zu erfüllen, nämlich dafür zu sorgen, dass die nie abgeschlossenen, sondern immer wieder neu zu gestaltenden Prozesse der Differenzierung, der Integration, der Lokomotion und der Kohäsion der Gruppe ablaufen können. Ihre Interventionen sind jetzt stark ES-zentriert, sie stellt vor allem sachbezogene Aufgaben und bietet Methoden und Strukturen an, die es jedem einzelnen Gruppenmitglied ermöglichen, sich seinen Fähigkeiten entsprechend einzubringen und am Gesamtwerk der Gruppe mitzuwirken.

Um ein Beispiel für diese Vorgehensweise zu nennen, möchten wir ein Supervisionsmodell vorstellen, das wir für den Seminargebrauch in TZI-Gruppen entwickelt haben. Es besteht aus folgenden elf Schritten:

1. Der Fallgeber schildert seinen Fall, die Teilnehmer hören zu, ohne zu unterbrechen.
2. Die Teilnehmer stellen Informations- und Verständnisfragen – und nur solche.

3. Der Fallgeber formuliert seine Fragestellung bzw. sein Anliegen an die Supervision.
4. Der Fallgeber wird aufgefordert, durch das am Boden liegende Vierfaktorenmodell zu gehen, sich mit jedem Faktor zu identifizieren und sich jeweils zu äußern
   - zum ICH (damit ist sowohl das Leitungs-ICH als auch das Mitglieds-ICH gemeint): »Ich bin der bzw. die (Namen nennen) und fühle, denke, möchte, befürchte …«;
   - zum WIR: »Ich bin die Gruppe und fühle, denke, wünsche, befürchte … Zwischen uns bestehen zurzeit die und die Einstellungen … Wir wünschen uns voneinander … keinesfalls möchten wir …«;
   - zum ES: »Meine offizielle Sache, die Aufgabe, um die es geht, ist folgende … Ich will … ich soll … Ich habe aber auch noch ein unterschwelliges, möglicherweise heimliches Thema, nämlich …«;
   - zum GLOBE: »Ich bin das Umfeld, die Institution, die Organisation, der Auftraggeber und erwarte … und bewirke …«.
5. Die Teilnehmer gehen ebenfalls durch das Modell, identifizieren sich mit den vier Faktoren und äußern sich zu diesen. Der Fallgeber hört aufmerksam zu und schreibt gegebenenfalls mit.
6. Der Fallgeber teilt mit, welche Identifikationen und Aussagen ihn besonders berührt haben, bzw. welche er für sich selbst und für die Gruppensituation für zutreffend hält und welche nicht.
7. Gemeinsam wird versucht herauszufinden, ob es Themen oder Inhalte gibt, die in allen vier Faktoren enthalten sind, bzw. die sich wiederholen. Diese beinhalten wesentliche Hinweise auf die gesamte Gruppensituation, so wie sich diese im Hier und Jetzt der Fallarbeit widerspiegelt. Sie werden verbalisiert und gesammelt.
8. Die Gruppenmitglieder erarbeiten entweder für sich alleine oder in kleinen Untergruppen eine Handlungs- bzw. Lösungsoption – nach dem Motto: Wenn ich in dieser Situation wäre – was würde ich tun? Auch der Fallgeber überlegt für sich, was er jetzt – nach dem gemeinsamen Erarbeiten einer »Diagnose« – tun möchte, um das geschilderte Problem besser angehen zu können. Die erarbeiteten Handlungsempfehlungen werden jeweils auf eine Karteikarte geschrieben.
9. Jedes Gruppenmitglied liest seinen Lösungsvorschlag vor und übergibt ihn dem Fallgeber, der auch seine eigenen Überlegungen vorstellt (Methode »Herbstlaub«, denn die Lösungen fallen wie bunte Blätter von einem Baum).

10. Der Fallgeber äußert, was er für sich mitnehmen bzw. umsetzen möchte.
11. Sharing der Teilnehmer: Alle äußern, an welcher Stelle sie besonders berührt waren, und was sie für sich selbst und für ihre berufliche Situation von dieser Fallarbeit mitnehmen.

Das vorgestellte Supervisionsmodell ist vergleichbar dem Erstellen eines Mosaiks, zu dem alle Teilnehmer ihre individuellen Steine beitragen. Das so entstehende Mosaik ist mehr und etwas anderes als ein Zusammenwürfeln der einzelnen Steine.

Durch die gewinnbringende Zusammenarbeit und durch das Erleben »Gemeinsam sind wir stark« werden die Wahrnehmung des Potenzials der Gesamtgruppe und ein weiteres Zusammenwachsen der Mitglieder gefördert.

Generell ist es die Aufgabe der Leitung in dieser Phase, Methoden und Strukturen anzubieten, die es jedem Teilnehmer ermöglichen, seinen individuellen Beitrag zum Gesamtwerk der Gruppe zu liefern.

Alles in allem sind in dieser Phase die Voraussetzungen für ein lustbetontes und fruchtbares Zusammenarbeiten gegeben. Bezogen auf den Arbeitsauftrag der Gruppe wird hier am meisten geleistet. Leitungen von Arbeitsgruppen und Teams stehen also immer wieder vor der Aufgabe, diese Phase anzustreben und zu ermöglichen. Die vorausgegangenen Phasen sind – in Bezug auf den Arbeitsauftrag einer Gruppe oder eines Teams – »nur« ein Hinführen zur möglichen Effizienz und Produktivität der Phase der Autonomie und Interdependenz. In dieser kann die Ernte eingefahren werden von all dem, was in den drei vorausgegangenen Phasen gesät wurde.

IV.3.5 Phase 5: Vertrauen und Intimität

Diese Phase ist typischerweise dadurch gekennzeichnet, dass die Mitglieder ein hohes Wir-Gefühl erleben, ein starkes Interesse aneinander entwickeln und sich möglicherweise auch libidinös zueinander hingezogen fühlen. Die Beziehungen zu einzelnen Teilnehmern werden bedeutsamer, die zur gesamten Gruppe hingegen treten eher in den Hintergrund. Die Positionen und Funktionen der Einzelnen werden jetzt weniger durch ihr sachlich-fachliches Wissen und Können bestimmt, als vielmehr durch die persönliche Attraktivität, die sie für andere Gruppenmitglieder haben. Auf der Beziehungsebene besteht der für diese Phase typische Grundkonflikt zwischen dem Wunsch nach differenzierten, nahen und unter Umständen auch intimen Kontakten zu Einzelnen und der Angst, erneut in Abhängigkeit zu geraten oder auch abgelehnt und zurückgewiesen zu werden. Auf der Gruppenebene ist es der Konflikt zwischen dem Bedürfnis nach Paarbildung, nach Zweisamkeit auf der einen Seite und dem gleichzeitig bestehenden Bedürfnis auf der anderen, ein Teil des Gruppenganzen zu bleiben. Der Wunsch nach einem Fortbestehen der in der vorausgegangenen Phase als so befriedigend erlebten Gruppengemeinschaft kann mit der Befürchtung, wegen der Bevorzugung Einzelner von der Gruppe als Ganzes in irgendeiner Weise bestraft zu werden, kollidieren.

Charakteristisch ist für diese Phase, dass die Gruppenleitung – ähnlich wie in der vorausgegangenen Phase – mit ihren Stärken und Schwächen, ihren Vorzügen und Nachteilen, in ihrer fachlichen Kompetenz und in ihrer Persönlichkeit gesehen, akzeptiert und geschätzt wird. Zunehmend spielt jetzt auch das Geschlecht des Leiters, der Leiterin in den Gefühlen, Fantasien und Wünschen der Gruppenmitglieder eine Rolle. In Bezug auf ein eventuell vorhandenes Leiterpaar können Fantasien hinsichtlich dessen auftauchen, was die beiden wohl noch so alles – außer Gruppenleiten – miteinander treiben. Es kann auch geschehen, dass einzelne Gruppenmitglieder mit dem einen Teil des Leiterpaares um die Gunst des anderen, auf das sich ihre libidinösen Wünsche verstärkt richten, rivalisieren.

Das Feld »Familie«, in dem die ersten prägenden Erfahrungen mit Bezugspersonen gesammelt wurden, war in der vorausgegangenen Phase durch die Betonung der gemeinsamen Aufgabenbewältigung und die Beziehungen der Teilnehmer zur Gesamtgruppe in den Hintergrund getreten. Jetzt wird es wieder aktualisiert. Die Beziehungen zu den Leitern – als Fortsetzung der Elternfiguren – werden wieder wichtiger. Die Gruppenmitglieder können in die Rolle von Geschwistern geraten, mit denen um die Gunst der »Eltern« bzw. der »Brüder« und »Schwestern« konkurriert wird. Bedürfnisse, sich selbst darzustellen, und Wünsche, von besonderen Personen aus der Gruppe gesehen und geliebt zu werden, tauchen auf – während gleichzeitig Ängste vor Zurückweisung und Bestrafung für die Bevorzugung Einzelner fortbestehen. Die jetzt virulent werdenden Konkurrenzgefühle sind weniger bedrohlich als die in der Differenzierungs- und Integrationsphase. Ziel ist es nicht mehr, den anderen möglicherweise zu dominieren oder gar auszuschalten und sich eventuell auf seine Kosten zu profilieren, sondern es geht um ein lustvolles Sich-Messen und Sich-Vergleichen auf der Basis eines alle tragenden Gefühls von Zusammengehörigkeit, von Vertrautheit und Nähe.

Die Leitung kann sich in dieser Phase in der aktiven Ausübung ihrer Funktionen eher zurückhalten, wenngleich sie natürlich weiterhin die Aufgabe hat, dem speziellen Klima und den Anliegen der Gruppenmitglieder Rechnung zu tragen. So sollte sie Strukturen setzen, die intensive persönliche Begegnungen und emotionalen Austausch ermöglichen, wie zum Beispiel Kleingruppen, Paarbegegnungen und Feedback-Übungen. Themen, die die Rolle von Frauen und Männern, die Beziehungen der Geschlechter zueinander und deren Auswirkungen auf die Gruppe beleuchten, gilt es dann anzubieten, wenn sie eine mehr oder weniger große Rolle in dieser Gruppe spielen. Spontane Paar- und Untergruppenbildungen, die die Tendenz zu erkennen geben, sich von der Gesamtgruppe abzusondern, sollten soweit thematisiert werden, dass mögliche Abspaltungen verhindert werden. Konflikte, die zwischen einzelnen Gruppenteilen (Paaren/Untergruppen), aber auch mit der Leitung auftreten, und die zum Beispiel um Intimität und Konkurrenz, um Nähe und Distanz kreisen, sollten aufgegriffen, bearbeitet und möglichst einer Lösung zugeführt werden. Eine wesentliche Aufgabe der Leitung in dieser Phase besteht darin, Sorge zu tragen, dass die auftauchenden Paarbeziehungen nicht zu einer Flucht aus der Gruppe und damit zu Abspaltungen führen.

In einer von der Leitung zu fördernden Atmosphäre, in der alles Menschliche zur Sprache kommen kann und soll, können auftauchende erotische Fantasien, Wünsche und gegebenenfalls auch bereits bestehende Beziehungen in ihrer aktuellen Bedeutung anerkannt und bearbeitet werden. Be- und Verurteilungen sind hier ebenso fehl am Platze wie Ge- und Verbote – und dies nicht nur, weil die Gruppe aus Erwachsenen und in bedingter Freiheit selbstständig entscheidenden Menschen besteht, sondern auch deshalb, weil diese die Einladung zum Ausweichen und Verheimlichen in sich tragen würden. Werden Tabus aufgerichtet, dann erleben sich die Teilnehmer unter Umständen mit ihren Bedürfnissen und Konflikten nicht gesehen oder gar verurteilt, sodass ihnen dann nur mehr die Wahl bleibt zwischen Verdrängen und heimlichem Ausleben. Mit anderen Worten, sie werden vor die Wahl gestellt, entweder brav und gehorsam zu sein oder oppositionell, heimlich und mehr oder weniger lustvoll oder angstbesetzt die vorhandenen Wünsche auszuagieren.

Eine Fallvignette des Autors soll demonstrieren, wie sehr gerade in dieser Phase der GLOBE mit seinen Gegebenheiten des Dort und Draußen die Begegnungen der Teilnehmer im Hier und Jetzt beeinflussen kann. Die bestimmenden GLOBE-Faktoren sind der individuelle GLOBE, den jedes einzelne Gruppenmitglied mitbringt, und der aktuelle GLOBE der Gruppe, die Situation in einem Tagungshaus, in dem alle Teilnehmer unter einem Dach und »wie auf einer Insel« wohnen. Das aktuelle Umfeld der Gruppe und das in dieser Phase spezifische Erleben von Vertrauen und Intimität können besondere Versuchungen darstellen, die mit den Gegebenheiten »auf dem Festland« kollidieren.

> Am Abend des vorletzten Tages eines Kurses gesteht ein Teilnehmer, nennen wir ihn Eduard, unter Tränen, dass er sich sehr heftig in eine jüngere

Teilnehmerin, nennen wir sie Sandra, verliebt und mit dieser auch geschlafen habe. Die Vorstellung, dass er sich morgen von ihr trennen müsse – und das vermutlich für immer – schmerze ihn ungeheuer. Der individuelle GLOBE, den Eduard einbringt, ist folgender: Er lebe schon seit Jahren in einer für ihn in jeder Hinsicht unbefriedigenden Ehe, bringe es aber nicht fertig, seine Frau, die stets eine treue Ehefrau, eine gute Hausfrau und Mutter seiner drei Kinder gewesen sei, zu verlassen. Auch fühle er sich verpflichtet, seinen Kindern ein verlässlicher Vater zu sein. Sandra verkörpere für ihn all das, was er bei seiner Frau vermisse: Sie sei attraktiv, erotisch, geistreich und vielseitig interessiert und gebildet. Es sei also nicht nur die körperliche Anziehung, die ihn an sie binde, sondern er erlebe auch eine geistig-seelische Nähe – so wie er sie noch nie in seinem Leben einer Frau gegenüber empfunden habe. Sandra bestätigt, dass es ihr mit Eduard ähnlich ergehe: Sie lebe allerdings zurzeit allein, denn sie habe sich schon – nach einer sie sehr erschütternden Enttäuschung – vor fünf Jahren von ihrem damaligen Lebensgefährten getrennt und sich bisher vor Nähe zu einem Mann gehütet.

Das Geschehen im Kurs – einem Persönlichkeitskurs, der intensive Zweierbegegnungen ermöglicht hatte – und der Gruppenprozess als solcher hatten bei Eduard und Sandra bisher nicht erfüllte und ungelebte Bedürfnisse und Wünsche aktualisiert. Die Möglichkeit, diese im geschützten Rahmen des Seminars und des Tagungshauses zu leben, war für beide zu verführerisch, als dass sie darauf hätten verzichten wollen. Bisher hatten sie ihre Beziehung vor der Gruppe verheimlicht, jetzt aber könnten sie es nicht mehr. Was war zu tun?

Meine Ziele waren: erstens die individuellen Hintergründe, die zu diesem Agieren geführt haben, herauszuarbeiten – soweit dies im Hier und Jetzt möglich und sinnvoll war. Auf meine entsprechenden Fragen sprachen beide bereitwillig darüber. Zweitens wollte ich auch die übrigen Gruppenmitglieder, die dieses »Geständnis« gehört hatten und die von ihm berührt waren, nach ihren Reaktionen befragen. Diese ergaben eine große Bandbreite: vom Verständnis für Eduard und Sandra über die Erzählung von eigenen, ähnlich erlebten Verstrickungen bis hin zum Verurteilen des Geschehenen. Einzelne Gruppenmitglieder identifizierten sich mit Eduard bzw. mit Sandra, andere mit der Ehefrau von Eduard und wieder andere äußerten so etwas wie Gefühle von Ausgeschlossenheit und Neid, bzw. Ärger oder Traurigkeit darüber, dass die beiden erst jetzt, sozusagen »um fünf vor zwölf« ihre Beziehung offenbart hätten. Die unterschiedlichen

Reaktionen der Gruppe ermöglichten Eduard und Sandra zwar ein tieferes und ein breiteres Verständnis ihres eigenen Verhaltens und Reagierens, sie verhinderten jedoch nicht das Erleben ihres Trennungsschmerzes. Für Eduard war es klar, dass er auf eine Fortsetzung ihrer Beziehung verzichten müsse, denn dazu fühlte er sich nicht frei; nicht frei von seinen eigenen Gewissensansprüchen, nicht frei von seinen Gefühlen der Verantwortung und Verpflichtung seiner Familie gegenüber und auch nicht frei von den Normen der Gesellschaft. Letztere seien es übrigens gewesen, die ihn und Sandra zunächst veranlasst hätten, ihre Beziehung vor der Gruppe zu verheimlichen. Sie hätten befürchtet, dafür verurteilt zu werden. Dass dies – zumindest seitens der meisten Mitglieder – nicht geschehen sei, erleichtere sie. Die heftige Reaktion einer weiblichen Teilnehmerin, die erlebt hatte, wie sie von ihrem Mann zunächst betrogen und dann wegen einer anderen Frau verlassen worden war, und die sich daher sehr mit Eduards Frau identifizierte, bestätigte ihn darin, bei seiner Frau bleiben zu müssen.

An dieser Stelle intervenierte ich mit der Frage: »Kannst du dir vorstellen, dich in Zukunft mehr darum zu bemühen, das bislang bei deiner Frau Vermisste doch noch bei ihr zu suchen?« Nachdenklich antwortete Eduard, dass er tatsächlich diesbezüglich schon seit Jahren resigniert habe. Früher – in den ersten Jahren ihrer Beziehung – seien sie oft zusammen ins Theater, in Konzerte oder in Ausstellungen gegangen, aber irgendwie seien diese Unternehmungen eingeschlafen, warum auch immer. Jedenfalls sei ihm – durch das Erleben mit Sandra – sehr deutlich geworden, worauf er bisher mehr oder weniger bewusst verzichtet habe.

Für Sandra, die ja frei für eine Fortsetzung der Beziehung zu Eduard war und die sich diese auch wünschte, war es in gewissem Sinne schwieriger. Sie hatte zwar Verständnis für Eduards Entscheidung, fühlte sich aber durch diese in eine Situation gedrängt, die sie nicht mehr beeinflussen konnte. Was ihr bliebe, sei die Erinnerung, das Glück, eine solch intensive Begegnung überhaupt erlebt zu haben und der neu erwachte Wunsch nach einer Partnerschaft. Vielleicht – so fügte sie rationalisierend und sich selbst tröstend hinzu – sei es ja auch so, dass ihre Beziehung draußen im Alltag ohnehin keinen Bestand gehabt hätte, denn ihre derzeit bestehenden wechselseitigen Idealisierungen würden eventuell einer Ernüchterung weichen. Dennoch: Das Wissen um die bevorstehende Trennung, fügte sie weinend hinzu, schmerze sie sehr.

Die zu dieser Zeit in der Gruppe vorherrschende offene und vertrauensvolle Atmosphäre hatte es den beiden ermöglicht, über ihre bis dahin geheim gehaltene Beziehung zu sprechen, gemeinsam mit der Gruppe nach einer Lösung zu suchen und auch gemeinsam um das Verlorene zu trauern.

Der Wunsch, eine intime Zweierbeziehung herzustellen, kann sich jedoch nicht nur auf andere Gruppenmitglieder, sondern auch auf die Leitungsperson richten. Dieser Wunsch kann in der Weise gelebt werden, dass die Teilnehmer versuchen, Zweier-Gespräche oder Einzelkontakte zu ihr herzustellen – auch außerhalb der offiziellen Gruppensitzungen. In diesen wollen sie dann über bestimmte Probleme in ihrem Leben sprechen, die vor den anderen geheim gehalten werden sollen, und suchen – wenn möglich – auch eine individuelle Beratung zur Lösung derselben. Auf den Geheimhaltungswunsch sollte sich die Leitung nicht einlassen – es sei denn, es würde sich um sehr intime Fakten aus der Lebensgeschichte des Teilnehmers handeln, die tatsächlich nicht vor die Öffentlichkeit der Gruppe gehören.

Generell sollten die Wünsche nach einer Zweierbeziehung mit der Leitung von dieser nicht erfüllt werden. Dies deshalb nicht, weil darin der zum Teil unbewusste Versuch zum Ausdruck kommt, eine ganz persönliche und eine bevorzugte, die anderen Mitglieder ausschließende Beziehung zur Leitung herzustellen.

Zum anderen kann es auch sein, dass das Gruppenmitglied, das das Einzelgespräch sucht, Themen besprechen will, die im Laufe des Gruppenprozesses entstanden sind und die deshalb die gesamte Gruppe angehen. Würden diese außerhalb und nur zwischen zwei daran beteiligten Personen abgehandelt, würde der Gruppe Wesentliches vorenthalten.

Wie in allen anderen Phasen auch ist die Leitungsperson jedoch nicht nur Objekt libidinöser und aggressiver Regungen, sondern selbst auch Subjekt der die Gruppe als Ganzes beherrschenden Wünsche, Fantasien und Konflikte. Sie wird also gegebenenfalls selbst erotische und sexuelle Wünsche gegenüber einzelnen Teilnehmenden verspüren, und das heißt, dass sie sich mit der Versuchung, sie auszuleben, auseinandersetzen muss. Eine Versuchung, die umso größer wird, je mehr einzelne Mitglieder um sie werben und sie – mit welchen Mitteln auch immer – zu verführen suchen. Die Gefahr der Verstrickung in eigene narzisstische Bedürfnisse und erotische Wünsche ist ebenso groß wie die, die bestehenden Abhängigkeitsverhältnisse zu missbrauchen und sie damit zu fixieren.

Um dieser Gefahr zu begegnen, kann die Leitung versucht sein, Tabus zu errichten. Tabus können zwar schützen, lösen die Probleme aber nicht, schon gar nicht können sie der lebendigen Vielfalt der konkreten, einmaligen Begegnung zwischen zwei und mehr Menschen Rechnung tragen. Für die Leitung bedeutet dies in dieser Phase, dass sie sich – vielleicht mehr denn je – ihrer Leitungsverantwortung und auch ihrer Leitungseinsamkeit bewusst sein sollte, um nicht zum Spielball von eigenen Wünschen und des Gruppenprozesses zu werden. Sie sollte bewusst entscheiden, was sie tut, warum und wofür sie es tut und sich klarmachen, was die Konsequenzen ihres Handelns und Unterlassens sein könnten. Sie darf sich nicht einem unreflektierten Agieren ihrer Bedürfnisse überlassen, etwa mit der rationalisierenden Einstellung: »Der oder die andere ist ihre eigene Chairperson«. Auch sollte sie sich vor einer Verurteilung und Verdrängung von beängstigenden eigenen und fremden Bedürfnissen hüten und sich gleichzeitig um eine Orientierung am Wertesystem der TZI bemühen.

Dieses ist generell die Richtschnur für jedwedes Leitungshandeln in TZI-Gruppen (vgl. dazu II.3.1.). Es zielt – wie mehrfach betont – auf die progressive Befreiung des Menschen von seinen Abhängigkeiten und auf die Anerkennung der Notwendigkeit, sich selbstständig und verantwortungsvoll zu entscheiden. Da jede Entscheidung für etwas auch einen Verzicht auf andere Möglichkeiten bedeutet, heißt es für die Leitung, Verzicht leisten zu können, eine Aufgabe, die unter Umständen in dieser Phase besonders schwerfällt. Goethe hat einmal gesagt: »Wer andere zu leiten strebt, muss fähig sein, viel zu entbehren!«

Gerade in der fünften Phase, in der schon das Ende der Gruppe am Horizont auftaucht, sollten keine neuen Abhängigkeiten geschaffen, sondern der Weg zur Ablösung von der Gruppe und von der Leitung freigemacht werden. Das geht oft nicht ohne Zurückweisungen und Frustrationen; Frustrationen übrigens auch in Bezug auf die häufig in dieser Phase aufkommende Tendenz der Gruppe, neue Themen und Aufgaben in Angriff nehmen zu wollen. Diese Tendenz dient meist dem mehr oder weniger bewussten Wunsch, das Gruppenende hinauszuzögern oder zu vermeiden. Die Leitung darf diesen Wunsch nicht erfüllen, sondern sie sollte ihm dadurch entgegenwirken, dass sie den »Sack der Themen«, die mit dem Erleben von Vertrauen und Intimität im Vordergrund standen, zubindet.

IV.3.6 Phase 6: Abschied und Ausblick

In der sechsten und letzten Phase scheint das gemeinsam Erlebte und gemeinsam Erreichte meist noch einmal, sozusagen »im Glanz des Abendlichtes«, auf und lässt ein besonders inniges Gefühl von Zusammengehörigkeit entstehen. Vor dem Hintergrund des nahenden Endes treten aber auch das Entbehrte und Nicht-Bekommene und das »Draußen« und das »Danach« in den Vordergrund.

Der alle Phasen durchziehende Grundkonflikt zwischen Abhängigkeit und Selbstbestimmung, zwischen Bindung und Trennung taucht gegen Ende eines

Gruppenlebens noch einmal wie in einem Vergrößerungsglas auf. Typisch für die Phase »Abschied und Ausblick« ist das Schwanken zwischen dem Wunsch, im Alten und Vertrauten bleiben zu wollen, auch im weiteren Kontakt mit den liebgewordenen Menschen dieser Gruppe, und der Freude auf das Neue und das Freiwerden von den mit der Gruppe verbundenen Bindungen. Befürchtungen sind beiden Strebungen beigemischt: Der Furcht vor der Vereinzelung, vor dem Trennungsschmerz steht die Furcht gegenüber vor dem, was nach dem Ende der Gruppe neu – oder wieder erneut – auf einen zukommen wird.

Wie im Zeitraffer wiederholen sich jetzt noch einmal – im Lichte des Abschieds und der Trennung – die in den vorausgegangenen Phasen erlebten Einstellungen der Leitung und den Gruppenmitgliedern gegenüber: Sie werden idealisiert, akzeptiert, kritisiert, realistisch gesehen und bewertet, und – je nachdem – mehr oder weniger geliebt. Die Teilnehmer reflektieren noch einmal, was die Leitung und die Gruppe ihnen gegeben, was sie versäumt und ihnen vorenthalten haben. Bei dieser Rückschau überwiegen im Allgemeinen die Gefühle der Dankbarkeit die der Enttäuschung.

Die vordringlichste Aufgabe der Leitung in der Schlussphase einer Gruppe besteht zunächst einmal darin, den konkreten Endpunkt des Gruppenlebens frühzeitig zu benennen. Die Orientierung nach draußen, auf die Zeit danach, sollte so weit thematisiert und strukturiert werden, dass jedes Gruppenmitglied sich ausreichend auf das Kommende einstellen kann und sich nicht plötzlich alleingelassen fühlt. Auch gilt es, die noch laufenden Prozesse gemeinsam abzuschließen. Wenn kein klares Ende gesetzt und von allen Beteiligten gleichzeitig erlebt wird, besteht die Gefahr, dass die Gruppe sozusagen »ausfranst«, das heißt, dass sie sich sukzessive auflöst – eine Gefahr, die vor allem bei Arbeitsgruppen im Berufsumfeld lauert. Bei TZI-Kursen ist das Ende stets konkret vorgegeben und dennoch erscheint auch hier der Hinweis auf den genauen Schlusspunkt sinnvoll.

Im Zusammenhang mit der Ankündigung des Endes sollte die Leitung Raum geben für all das Organisatorische, was mit der Auflösung der Gruppe verbunden und noch zu erledigen ist (wie z. B. das Erstellen einer Dokumentation, das Aufräumen des Gruppenraums und der Arbeitsutensilien, das Zimmerräumen, die Abreisemöglichkeiten u. a. m.).

Im Besonderen hat die Leitung dafür zu sorgen, dass der Einzelne und die Gruppe als Ganzes die Möglichkeit bekommen, auf den Gruppenprozess zurückzuschauen und Erinnerungen an für sie wichtige Stationen auftauchen zu lassen. Sie sollen ihre Erfahrungen auswerten und sowohl kritisch als auch anerkennend auf das Erlebte und Erfahrene zurückschauen können. Gleichermaßen aber gilt es, den Blick auf das zu lenken, was die Teilnehmer von der Gruppenarbeit mitnehmen und in ihrem persönlichen und/oder beruflichen Umfeld verwerten können und wollen. Der Blick auf diese Transfermöglichkeiten ist zugleich ein Blick auf das Gewesene und auf das Kommende. Für all diese mitunter als schwierig empfundenen Prozesse sollte die Leitung klare Themen und Strukturen anbieten, die es den Teilnehmern erleichtern – bei allen Rück- und Ausblicken – auch noch das Hier und Jetzt im Auge zu behalten.

Noch offene Fragen und Anliegen sollten benannt werden können und Rahmenbedingungen sollten gesetzt werden, die Trennung und Abschied, Vorausschau und Neubeginn ermöglichen. Die damit einhergehenden ambivalenten Gefühle der Enttäuschung und der Dankbarkeit, der Angst und der Freude, der Trauer und der Euphorie, des Verlusts und des Gewinns sollten angesprochen werden können und nicht verharmlost oder verleugnet werden. Ein realitätsgerechter Rückblick ist wichtig, unter anderem auch, um zu verhindern, dass sich Mythen bilden, wie zum Beispiel die, dass die positiven Gruppenerfahrungen als »die große Zeit«, als »paradiesische Zustände« idealisiert werden.

Nicht zuletzt sollte die Leitung ein Forum anbieten für ein Feedback, das ihr als Person und als Leitung gegeben wird. Die Teilnehmer haben meistens das Bedürfnis, sowohl eine sachlich-fachliche als auch eine persönliche Rückmeldung zu geben. Nach all dem, was sie (nicht) von der Leitung bekommen haben, möchten sie ihr zum Abschied meistens auch etwas geben. Eine weitere Funktion des Leitungs-Feedbacks liegt darin, dass die Leitung durch die erfahrenen Rückmeldungen erkennen kann, was von ihren Angeboten und Interventionen positiv und was negativ bewertet und angenommen wurde. Auf dieser Basis kann sie für sich selbst und für ihr künftiges Leitungsverhalten Erkenntnisse ableiten, die neue Lern- und Entwicklungsschritte ermöglichen.

Abschließend möchten wir ein Beispiel geben für die Möglichkeit, gleichermaßen zurück- wie vorauszuschauen. Geeignet erscheint uns hierfür die geführte Imagination des »Kofferpackens«, die unter dem Thema »Was will ich mitnehmen, was hier lassen?« angeboten werden kann. Bei dieser Fantasiereise geht es darum, dass die Teilnehmer – nach einer kurzen einführenden Entspannung – aufgefordert werden, in Gedanken einen imaginären Koffer mit drei Fächern zu packen. In ein Fach soll all das kommen, was sie für ihr ganz persönliches ICH erfahren haben und mitnehmen wollen, in ein zweites all das, was die WIR-Erlebnisse angeht, und in ein drittes all das, was sie in Bezug auf das ES, das Thema dieses Kurses und die angewandte Methode, gelernt haben. Gleichzeitig aber sollen sie entscheiden, was sie jeweils nicht (mehr) mitnehmen, sondern hier lassen wollen. Diese Imagination schließt mit der Vorstellung, dass sich jeder Einzelne mit seinem Koffer von der »Insel« dieses Kurses langsam auf das »Festland« seiner ihn zu Hause erwartenden persönlichen und beruflichen Situation zubewegt – dabei sorgfältig auf die auftauchenden Gefühle achtend.

Nach dieser Imagination sollte noch der Raum für Mitteilungen des dabei Erlebten und Gesehenen gegeben werden.

Hilfreich fürs Abschiednehmen sind mit Symbolen verbundene Abschiedsrituale. Ein solches könnte zum Beispiel so aussehen: Die Gruppe schließt noch einmal einen Kreis, bei dem sich die Mitglieder an den Händen fassen – als Symbol für die erfahrenen Gemeinsamkeiten. Danach lösen sich die Hände und der Kreis wird aufgelöst. Jeder Teilnehmer dreht sich um, wendet sich nach außen und geht einige Schritte weg von der Gruppe – als Symbol dafür, dass jedes Mitglied jetzt wieder seinen individuellen Weg gehen wird.

Abschließend soll noch einmal die Möglichkeit eröffnet werden, dass sich jedes Gruppenmitglied – wie auf einem Marktplatz – von jedem anderen in der ihm entsprechenden, individuellen Weise verabschieden kann.

Zum Schluss wollen wir noch den Traum einer Teilnehmerin erzählen, der die genannten Themen illustriert, die diese letzte Phase im Leben einer Gruppe kennzeichnen:

> »Ich bin in einer Gruppe. Ich erzähle einen Traum, in dem es um die Angst vor dem Tod geht. Die Gruppe ist betroffen. Ich erzähle, dass ich besonders davor Angst habe, dass man mir meine Organe herausnimmt und was damit macht, was ich nicht will. Dann kommt ein neues Bild: Die Gruppe kommt aus dem Tagungshaus und trennt sich. Jeder packt seinen Koffer, der schon Kleidung enthält, die wir mitgebracht haben, in den aber jetzt noch Neues reingekommen ist, sodass er sehr voll geworden ist, und verstaut ihn frohgemut in seinem Auto. Jemand sagt noch: ›Wenn du gehst, kommst du nicht mehr wieder!‹ Dennoch winken alle fröhlich zum Abschied und jemand ruft: ›Das Leben geht weiter!‹«

Die Assoziationen, die die Teilnehmer – inklusive der Träumerin selbst und der Leitung – zu diesem Traum gebracht haben, waren folgende:

»Abschiednehmen ist immer ›ein kleiner Tod‹.«

»Was ich hier persönlich von mir eingebracht habe (mein Innerstes, das heißt meine Organe), das soll nicht aus der Gruppe getragen und anderweitig verwendet werden.«

»In den Koffern ist nicht nur das enthalten, was wir mitgebracht haben, sondern auch das, was wir hier erfahren und gelernt haben, und das wir mit nach draußen nehmen und dort verwenden können.«

»Der Abschied jetzt von der Gruppe ist ein Abschied für immer. So wie wir hier zusammen waren, so wird es nie wieder geschehen!«

»Unsere Trauer über die Endgültigkeit hält sich in Grenzen, denn wir nehmen etwas mit von hier, von der Gruppe, von unseren Themen und unseren Erlebnissen!«

»Der Ausblick und die Freude auf das Nachhausekommen und die Erwartungen, die wir damit verbinden, sind stärker als der Abschiedsschmerz, denn das Leben geht weiter!«

Soweit die Darstellung des von uns entwickelten sechsphasigen Modells der Entwicklung einer Gruppe.

Mit der Schilderung der sechsten Phase »Abschied und Ausblick«, die das Leben einer Gruppe beendet, möchten wir auch unser Buch beschließen und uns von unseren Lesern verabschieden – jedoch nicht ohne vorher noch einen Ausblick auf die im Anhang veröffentlichten Tabellen zu geben. Diese enthalten eine Zusammenfassung und Verdichtung all jener Phänomene, die die Entwicklungsphasen einer Gruppe kennzeichnen, und Hinweise darauf, wie diese Entwicklung – hin zu einer funktionierenden Gruppe – von der Leitung phasenspezifisch miterlebt, unterstützt und gefördert werden kann.

Abschließend möchten wir noch einmal betonen, wie wir dieses Modell verstanden wissen wollen: als ein Modell, das Phänomene und Prozesse beschreibt, die in jeder Gruppe auftreten können (nicht müssen), und als ein Modell, das einer Gruppenleitung eine Art Kompass an die Hand gibt. Dieser Kompass kann ihr helfen, zu erkennen, wo eine Gruppe gerade steht, was sich schon entwickelt hat, was noch aussteht und was die weiteren von ihr zu initiierenden Schritte sein könnten, damit sich eine lebendige, kohäsive und kooperative Lern- und Arbeitsgruppe entwickeln kann.

IV.4 Tabellarische Übersicht der Entwicklungsphasen einer Gruppe

	1. Orientierung und Kontaktaufnahme
Merkmale und Verhaltensweisen	– sich durch Fakten bekannt machen – Informationen geben und nehmen – konventionelles, »braves« Verhalten – »Small Talk« – der Bezug zum Thema ist vorherrschend sachlich, noch wenig persönlich – TN sind stark auf die Leitung bezogen – Schwanken zwischen Annäherung und Zurückhaltung – Freude und Neugier auf das Kommende, aber auch diesbezügliche Befürchtungen
Vorherrschende Fantasien, Gefühle und Wünsche	*a) Fantasien* – von Verschmelzung oder Isolierung – von Geborgenheit oder Bedrohtheit – von Aufgehobensein oder Vernichtetwerden – von der Gefahr, sich zu weit vorzuwagen *b) Gefühle* – von Unsicherheit und Misstrauen – von Unlust, Fremdheit und Distanz – von Neugier, Interesse und Spannung – von Einsamkeit und Vereinzelung *c) Wünsche* – nach Gehalten-, Geführt- und Genährtwerden – nach Orientierung, Klarheit und Struktur
Individuelle und interaktionelle Ebene	– »Ich bin, was ich bekomme.« – »Was will ich, was wollt ihr hier erreichen?« – »Mein persönliches Interesse am Kursthema« – der Einzelne gibt partiell seine Ich-Grenzen auf, um sich mit der Gemeinschaft zu verbinden und/oder er verschanzt sich hinter seinen Mauern – wenig Beziehung und Interaktion – Gruppe ist weitgehend unstrukturiert – Gruppe und TN sind stark auf die Leitung zentriert und gewillt, sich führen zu lassen

(Grund-)Ängste	– vor dem Verschlungenwerden und dem Ich-Verlust – vor dem Ausgestoßenwerden und der Isolierung – vor dem Verlust der Individualität
Grundkonflikte	*a) intra-psychisch:* – Verschmelzung versus Ausstoßung *b) inter-psychisch:* – Sich-Annähern versus Sich-Verschließen
Einstellungen gegenüber der Leitung	– das »Böse«, »Gefährliche« und »Schwache« an der Leitung wird verleugnet und ins Gegenteil verkehrt – die Leitung wird idealisiert – die Leitung wird als omnipotente Mutter-/Vaterfigur fantasiert, die alle TN gleichermaßen wahrnimmt, hält und ernährt
Verhalten und Funktionen der Leitung	– Themen und Strukturen setzen, die eine erste Orientierung und Informationsaustausch ermöglichen – Freiraum lassen für Annäherung bzw. Distanzierung, für Sich-Öffnen und Sich-Verschließen – überschaubare und Angst reduzierende Strukturen setzen, die persönliche Begegnung ermöglichen – Möglichkeiten einräumen, den persönlichen Bezug zum Kursthema herzustellen

	2. Annäherung und Zusammenarbeit
Merkmale und Verhaltensweisen	– schrittweise Annäherung aneinander durch die gemeinsame Arbeit an der Sache – Bereitwilligkeit, sich auf die Leitung und die von ihr gesetzten Themen und Strukturen einzulassen – Interesse am anderen aus der Beobachterposition heraus – Kontakt geschieht vor allem über thematisch-sachlichen Austausch – die Zusammenarbeit ist gut und produktiv
Vorherrschende Fantasien, Gefühle und Wünsche	*a) Fantasien* – »Über die Leistung finde ich meinen Platz in der Gruppe.« – »Um anerkannt zu werden, muss ich etwas (ein-)bringen.« – »Ich glaube, wir werden eine gute Gruppe!« – »Meine Fähigkeiten und Erfahrungen sind meine Stärken!« *b) Gefühle* – Erstaunen über das bereits empfundene Sicherheits- und Zugehörigkeitsgefühl – positive Erwartung und Einstellung gegenüber dem Kommenden – Vorsicht in Bezug auf persönliches Sich-Einbringen *c) Wünsche* – nach Kontakt und persönlichem Kennenlernen – nach Anerkennung – nach Selbstbehauptung – nach einem Überblick über das weitere Vorgehen und nach Mitbestimmung
Individuelle und interaktionelle Ebene	– »Ich bin, was ich leiste!« – »Die gemeinsame Arbeit gibt mir Sicherheit!« – »Über Thema und Struktur finde ich Kontakt zur Leitung und zu den anderen TN.« – »Ich bin an den anderen TN interessiert und wende mich ihnen zu.«

	– Bedürfnis nach Austausch, nach Einbringen und Annehmen von Informationen, Erfahrungen und Ideen – einzelne TN besetzen vorübergehend bestimmte Positionen und übernehmen entsprechende Funktionen und Rollen – die Gruppe beginnt, sich zu differenzieren und zu strukturieren
(Grund-)Ängste	– vor dem Übersehen- und Überfahrenwerden – vor Verletzung – davor, sich zu weit »aus dem Fenster zu lehnen« – vor Blamage
Grundkonflikte	*a) intra-psychisch:* – Wunsch nach Selbstdarstellung versus Angst, sich zu blamieren – zwischen Stolz und Scham *b) inter-psychisch:* – zwischen Sich-führen-lassen- und Mitbestimmen-Wollen – zwischen Sich-Anpassen und -Behaupten
Einstellungen gegenüber der Leitung	– Bereitschaft, sich anleiten zu lassen – Wunsch nach Informationen über das geplante weitere Vorgehen – Kontrollimpulse gegenüber der Leitung – Bedürfnis mitzubestimmen
Verhalten und Funktionen der Leitung	– Themen und Strukturen setzen, die thematische Zusammenarbeit und persönliche Annäherung ermöglichen – Gelegenheiten schaffen, die es dem Einzelnen ermöglichen, sich mit seinem Wissen und Können einzubringen – Raum geben zum Sich-Annähern und -Abgrenzen – Transparenz schaffen in Bezug auf die eigenen Überlegungen, Planungen und Interventionen (z.B. durch Tagesreflexionen) – Sich-Einbringen (sachlich und persönlich) als Modellpartizipant (in dieser Phase ist die partizipierende Leitung besonders wichtig)

	3. Differenzierung und Integration
Merkmale und Verhaltensweisen	– Widerstand und Kritik gegenüber der Leitung und gegenüber Teilnehmern – Ärger, Aggression und Enttäuschung werden geäußert – Konkurrenz- und Rivalitätskämpfe zwischen den Teilnehmern – Machtkämpfe zwischen den Mitgliedern und der Leitung – Tendenz, die Themen und Strukturen abzuwerten – Autonomiebestrebungen von einzelnen TN – Ausweichverhalten und Absprunggefahr – Entstehung von Gruppennormen
Vorherrschende Fantasien, Gefühle und Wünsche	*a) Fantasien* – von Destruktion und Aggression – von eigener Größe und Kleinheit – von Ohnmacht und Allmacht – »Hier werden Perlen vor die Säue geworfen!« – »Verbunden werden auch die Schwachen mächtig.« – »Der Starke ist am mächtigsten allein.« *b) Gefühle* – von Enttäuschung und Langeweile – von Unlust und Trotz – von Ärger, Wut und Aggression – von Rivalität und Konkurrenz – von Überheblichkeit und Minderwertigkeit *c) Wünsche* – nach Geltung und Wirkung, nach Einfluss und Macht – sich darzustellen und sich durchzusetzen bzw. sich zu verstecken – sich abzugrenzen bzw. sich anzuhängen und mitzulaufen – die eigene Position und Rolle in der Gruppe zu finden – die eigene Autonomie und Unabhängigkeit zu erleben – zu kämpfen und sich auseinanderzusetzen bzw. sich zusammenzuschließen – zu fliehen, sich zu behaupten oder sich ganz still und unauffällig zu verhalten

Individuelle und interaktionelle Ebene	– »Ich bin, was ich will und kann.« – Erleben von Macht bzw. Ohnmacht, von Autonomie bzw. Abhängigkeit – Emanzipationsbestrebungen: Der Einzelne setzt sich gegenüber der Leitung und einzelnen Teilnehmern ab – Etablierung von Rollen – aggressive und/oder libidinöse Beziehungen zu Einzelnen – Untergruppenbildung – Gruppe nimmt verstärkt Einfluss auf den Prozess – Solidarisierung gegenüber dem gemeinsamen Außenfeind (der auch die Leitung oder TN der Gruppe sein können)
(Grund-)Ängste	– vor der (Zerstörung der) Aggression (der eigenen und der der anderen) – davor, der eigenen Fähigkeiten beraubt, das heißt ohnmächtig, zu werden – vor dem Entlarvt-, Bloßgestellt-, Entwertet-, Abgelehnt- und Angegriffenwerden – davor, übersehen zu werden – davor, nicht den gewünschten Platz in der Gruppe zu finden
Grundkonflikte	*a) intra-psychisch:* – zwischen Wohlwollen und Ärger, zwischen Macht und Ohnmacht *b) inter-psychisch:* – dem Bedürfnis, sich mit den Teilnehmern zu solidarisieren, steht jenes gegenüber, gegen sie zu kämpfen bzw. sich von ihnen abzuheben und zu unterscheiden
Einstellungen gegenüber der Leitung	– Enttäuschung und Ärger gegenüber der Leitung, die sich nicht als omnipotent erwiesen hat – die Leitung wird umso mehr angegriffen und entwertet, je stärker sie vorher idealisiert wurde – Testen der Leitung, Forderung an sie, standzuhalten und ihr Verhalten zu begründen – Gefahr, dass die Leitung zum Außenfeind der Gruppe wird – Widerstreit zwischen dem Wunsch, sie wegzustoßen, und dem, sich an sie zu klammern

Verhalten und Funktionen der Leitung	– Themen und Strukturen setzen, die Auseinandersetzung (zwischen den TN und zwischen der Gruppe und der Leitung) ermöglichen, das heißt, Raum zum Austragen von Konflikten geben – Feedback-Übungen einbauen – sich mit den der Leitung geltenden negativen Übertragungen und den auf sie gerichteten Projektionen (ohne sich zu rechtfertigen) auseinandersetzen – standfest sein, das heißt, die Leitung darf sich ihre Leitungsrolle nicht aus der Hand nehmen lassen – Aggression und Destruktion zulassen und in sich aufnehmen als etwas Menschliches, das heißt nicht werten und (ver-)urteilen – im Konflikt zwischen Teilnehmern soll die Leitung Mittler (nicht Richter) sein, das heißt, sie soll neutral bleiben

	4. Autonomie und Interdependenz
Merkmale und Verhaltensweisen	– Zusammenhalt und gegenseitige Unterstützung – unterschiedliche Fähigkeiten der TN werden wahrgenommen, akzeptiert und für die gemeinsame Arbeit fruchtbar gemacht – hohes Interesse an sachlichem und thematischem Arbeiten – offene und fruchtbare Kommunikation und Kooperation – Kreativität, Einfallsreichtum und Produktivität – hohe Aufnahme- und Lernbereitschaft – gemeinsame Planungen und Tätigkeiten – klare Normen und klare Rollen- und Aufgabenverteilung
Vorherrschende Fantasien, Gefühle und Wünsche	*a) Fantasien* – »Gemeinsam sind wir stark!« – »Wir sind eine produktive Gruppe!« *b) Gefühle* – von Zusammengehörigkeit und Solidarität – von Selbstständigkeit bei gleichzeitigem Aufeinanderbezogensein – von Sicherheit – von Toleranz – von Freude an der Zusammenarbeit *c) Wünsche* – Verantwortung zu übernehmen – den eigenen Beitrag zum »Gesamtwerk« zu leisten – sich auszutauschen und sich anregen zu lassen – sich zugehörig zur Gruppe zu fühlen
Individuelle und interaktionelle Ebene	– »Ich bin, was ich bewirke!« – Identität in Bezug auf sich selbst und in Bezug auf die Gruppenzugehörigkeit – Aggression und Libido sind neutralisiert und aufgehoben im Interesse am gemeinsamen Tun – wenig Machtkämpfe – viel Interaktion und Austausch

(Grund-)Ängste	– vor zu viel Nähe oder vor zu viel Distanz – vor Selbstständigkeit und Alleinsein oder vor zu großer Abhängigkeit
Grundkonflikte	*a) intra-psychisch:* – Selbstständigkeit versus Abhängigkeit *b) inter-psychisch:* – sich profilieren versus kooperieren
Einstellungen gegenüber der Leitung	– die Leitung wird in ihrer fachlichen und persönlichen Kompetenz anerkannt (ähnlich wie die übrigen Gruppenmitglieder) – Mängel der Leitung werden von einzelnen TN und/oder von der Gruppe (klaglos) kompensiert – Leitung ist »primus inter pares«
Verhalten und Funktionen der Leitung	– Außenseiter integrieren – Gelegenheiten schaffen, dass der Einzelne seine Fähigkeiten erkennen und zum Wohl des Ganzen einbringen kann – Aufgaben und Strukturen setzen, die Gemeinsamkeit schaffen und gemeinsames Schaffen ermöglichen

	5. Vertrauen und Intimität
Merkmale und Verhaltensweisen	– verstärkte zwischenmenschliche Kommunikation – Offenheit und Vertrauen – TN beziehen sich stark aufeinander – die Themen werden persönlich und emotional behandelt – Rivalität und/oder Solidarität zwischen Gleichgeschlechtlichen – Werben um TN, die als attraktiv empfunden werden – Flirten – Aufkommen von erotischen Themen, Anspielungen und Witzen – Paarbildungen
Vorherrschende Fantasien, Gefühle und Wünsche	*a) Fantasien* – »Mit dir möchte ich Pferde bzw. Äpfel aus dem Paradies stehlen!« – erotische und sexuelle Fantasien – »Wir sind ein toller Haufen.« *b) Gefühle* – von Vertrautheit und Sicherheit – von Akzeptanz und Toleranz – von Schuld und Scham – von Lust und Spaß beim gemeinsamen Erleben – von Spannung und Entspannung – von Freude und hoffnungsfroher Erwartung *c) Wünsche* – nach Intimität mit Einzelnen – nach Bestätigung in seiner Geschlechtsidentität – nach dem »Bad in der Gruppe«
Individuelle und interaktionelle Ebene	– »Ich bin, wie ich mich fühle und wie ich wirke!« – Erleben eines hohen Maßes an psychosozialer und psychosexueller Identität – libidinöse Gefühle zu einzelnen gleich- und/oder gegengeschlechtlichen TN – Freude am Sich-Darstellen bzw. Scham davor – klare Positions- und Rollenzuschreibungen – partieller Rückzug (von der Gruppe) durch Paarbildungen

(Grund-)Ängste	– vor Liebesverlust – vor dem Verlust des Liebesobjekts – vor Schuld, Scham und Versagen – davor, überflüssig oder bedeutungslos zu sein
Grundkonflikte	*a) intra-psychisch:* – Nähe – Distanz – Liebe – Hass – Es – Über-Ich *b) inter-psychisch:* – Wunsch nach näheren, unter Umständen auch intimen Beziehungen versus Angst, in Abhängigkeit zu geraten bzw. abgelehnt zu werden – Bedürfnis nach Zweisamkeit versus Bedürfnis, ein Teil des Gruppenganzen zu bleiben
Einstellungen gegenüber der Leitung	– die Leitung wird realistisch(er) mit ihren Stärken und Schwächen gesehen und akzeptiert – das Geschlecht des Leiters, der Leiterin spielt zunehmend eine Rolle. Er/Sie wird unter Umständen zur Zielscheibe von erotischen Wünschen oder von Rivalitätsgefühlen – wenn die Leitung aus einem Paar besteht: Fantasien in Bezug auf deren Beziehung
Verhalten und Funktionen der Leitung	– kann sich zunehmend zurücknehmen und die Verantwortung auf Einzelne und auf die Gruppe übertragen – achtsam mit eigenen Wünschen umgehen und möglichen Versuchungen widerstehen – Themen und Strukturen setzen, die persönlichen und emotionalen Austausch (auch und gerade in Form von Paargesprächen) ermöglichen – die Vielfalt der Gefühle zulassen und zur Sprache kommen lassen – Feedback-Übungen anbieten

	6. Ausblick und Abschied
Merkmale und Verhaltensweisen	– Rückschau und Auswertung, Bilanz- und Fazitziehen – Auftauchen von Unerledigtem – Verleugnung des endgültigen Endes – Außenbeziehungen tauchen wieder verstärkt auf – Orientierung nach »draußen«, nach dem, was nach dem Ende der Gruppe kommt – Transfer – Auflösungstendenzen der Gruppengestalt – Abschiednehmen
Vorherrschende Fantasien, Gefühle und Wünsche	*a) Fantasien* – von Verlust, Abgeschnittenwerden und Sterben – von Wiedergeburt und ewigem Leben *b) Gefühle* – von Trauer und Hoffnung – von Furcht vor dem bzw. Freude auf das Danach – von Erfüllt- und Gesättigtsein bzw. von Zu-kurz-Gekommensein – von Zufriedenheit bzw. Unzufriedenheit – von Heiterkeit und »Galgenhumor« – »Ich gehe mit einem lachenden und einem weinenden Auge.« *c) Wünsche* – nach Kontakthalten und Wiedersehen bzw. nach endgültiger Trennung – das, was wichtig war, zu bewahren, mit nach Hause zu nehmen und fortzuentwickeln
Individuelle und interaktionelle Ebene	– »Ich bin, was ich auf-hebe!« (im dreifachen Sinne des Wortes: beenden – bewahren – auf eine höhere Stufe heben) – Abnabelung von einzelnen TN, von der Gruppe und von der Leitung – Vereinzelung und Verselbstständigung – Rückzug und Abgrenzung – nochmaliges Aufflammen von intensiven Beziehungen und Begegnungen

	– Erfahrungs- und Erlebnisaustausch, Sich-Erinnern – allmähliches Schwinden des Gruppen-WIR – Abschied und Trennung
(Grund-)Ängste	– vor der Vergänglichkeit und vor der End-Gültigkeit – vor der Trennung (und den damit verbundenen Schmerzen) – vor dem Verlust von Beziehungen – vor der Realität, die einen zu Hause erwartet
Grundkonflikte	*a) intra-psychisch:* – Wunsch, mit dem Alten, Vertrauten in Verbindung zu bleiben versus Sehnsucht nach Neuem, nach Ungebundenheit und Freiheit *b) inter-psychisch:* – Bindung versus Trennung
Einstellungen gegenüber der Leitung	– Auseinandersetzung mit dem, was man glaubt, von der Leitung bekommen bzw. vorenthalten bekommen zu haben – Rückschau auf das, was gut und was schlecht an der Leitung war – Dankbarkeit bzw. Enttäuschung – Sich-Identifizieren bzw. -Distanzieren
Verhalten und Funktionen der Leitung	– Möglichkeiten zur Rückschau und zur Vorschau, zur Auswertung und zum Transfer geben – Feedback (v.a. auch gegenüber der Leitung) ermöglichen – Raum zum Trauern lassen – Abschiedsrituale anbieten – Möglichkeit anbieten, dass sich jedes Mitglied in der ihm entsprechenden Weise von jedem anderen verabschieden kann – Schlusspunkt setzen – jeden den eigenen Weg gehen lassen

Tabelle 2

Literatur

Adler, A. (1920). *Praxis und Theorie der Individualpsychologie*. Wien: Fischer.

Allport, G. (1965). *Pattern and Growth in Personality*. New York: Harcourt College.

Allport, G. (1974). *Werden der Persönlichkeit. Gedanken und Grundlegung über Psychologie der Persönlichkeit.* München: Kindler.

Altmann, L. (1981). *Praxis der Traumdeutung*. Frankfurt a. M.: Suhrkamp.

Arendt, H. (1976). *Die verborgene Tradition*. Frankfurt a. M.: Suhrkamp.

Ballhausen, H. & Schulze, A. (1992). Das gesellschaftstherapeutische Anliegen der TZI. In C. Löhmer & R. Standardt (Hrsg.), *TZI – Pädagogisch-therapeutische Gruppenarbeit nach Ruth C. Cohn* (S. 125–143). Stuttgart: Klett-Cotta.

Benedetti, G. (1998). *Botschaft der Träume*. Göttingen: Vandenhoeck & Ruprecht.

Bernstein, S. & Lowy, L. (1969). *Untersuchungen zur Sozialen Arbeit.* Freiburg i. B.: Lambertus.

Bion, W. R. (1990). *Erfahrungen in Gruppen und andere Schriften*. Frankfurt a. M.: Fischer Taschenbuch Verlag.

Brecht, B. (1967). Die Mutter – Lob der dritten Sache. In ders. *GW 2* (S. 878). Frankfurt a. M.: Suhrkamp.

Buber, M. (1984). *Das dialogische Prinzip.* Heidelberg: Lambert-Schneider.

Chrzanowski, G. (1977). Das psychoanalytische Werk von Karen Horney, Harry Stack Sullivan und Erich Fromm. In D. Eicke (Hrsg.), *Die Psychologie des 20. Jahrhunderts. Bd. III* (S. 475–509). Zürich: Kindler.

Cohn, R. C. (1975). *Von der Psychoanalyse zur Themenzentrierten Interaktion*. Stuttgart: Klett-Cotta.

Cohn, R. C. (1979). Themenzentrierte Interaktion. Ein Ansatz zum Sich-selbst- und Gruppenleiten. In A. Heigl-Evers (Hrsg.), *Die Psychologie des 20. Jahrhunderts. Bd VIII: Lewin und die Folgen. Sozialpsychologie – Gruppendynamik – Gruppentherapie* (S. 873–883). Zürich: Kindler.

Cohn, R. C. (1984). *Euroinfo.*

Cohn, R. C. (1985). Aus einem Gespräch mit Ruth Cohn. In R. Birmelin et al. (Hrsg.), *Erfahrungen lebendigen Lernens. Grundlagen und Arbeitsfelder der TZI* (S. 9–22). Mainz: Grünewald.

Cohn, R. C. (1989). *Es geht ums Anteilnehmen.* Freiburg: Herder.

Cohn, R. C. & Farau, A. (1984). *Gelebte Geschichte der Psychotherapie. Zwei Perspektiven.* Stuttgart: Klett-Cotta.

Cohn, R.C. & Matzdorf, P. (1992). Das Konzept der Themenzentrierten Interaktion. In C. Löhmer & R. Standardt (Hrsg.), *TZI – Pädagogisch-therapeutische Gruppenarbeit nach Ruth C. Cohn* (S. 39–92). Stuttgart: Klett-Cotta.

Eicke, D. (1972). *Vom Einüben der Aggression*. München: Kindler.

Elhardt, S. (1971). *Tiefenpsychologie – eine Einführung*. Stuttgart: Kohlhammer.

Foulkes, S. H. (1974). *Gruppenanalytische Psychotherapie*. München: Kindler.

Freud, S. (1900). *Die Traumdeutung. GW Bd. II/III*.

Freud, S. (1920). Jenseits des Lustprinzips. In *GW XIII*, S. 3–69.

Freud, S. (1921/22). Massenpsychologie und Ich-Analyse. In *GW XIII*, S. 73–161.

Geißler, K. (2012). *Alles hat seine Zeit, nur ich hab keine*. München: oekom-verlag.

Grinberg, L., Langer, M. & Rodrigue, E. (1971). *Psychoanalytische Gruppentherapie. Praxis und theoretische Grundlagen*. Hrsg. von W.W. Kemper. München: Kindler.

Hecker, W. (2009). Einflüsse der Humanistischen Psychologie. In M. Schneider-Landolf, J. Spielmann & W. Zitterbarth (Hrsg.), *Handbuch Themenzentrierte Interaktion (TZI)* (S. 38–42). Göttingen: Vandenhoeck & Ruprecht.

Heigl-Evers, A. (1972). *Konzepte der analytischen Gruppentherapie*. Göttingen: Vandenhoeck & Ruprecht.

Heigl-Evers, A. & Heigl, F. (1973). Gruppenposition und Lernmotivation. In A. Heigl-Evers (Hrsg.), *Gruppendynamik* (S. 37–48). Göttingen: Vandenhoeck & Ruprecht.

Hoffmann, S.O. & Hochapfel, G. (1993). *Neurosenlehre. Psychotherapeutische und Psychosomatische Medizin*. Stuttgart: Schattauer.

Hofstätter, P.R. (1957). *Gruppendynamik*. Hamburg: Rowohlt.

Johach, H. (2009). *Von Freud zur Humanistischen Psychologie*. Stuttgart: Klett-Cotta.

Jung, C.G. (1916). Allgemeine Gesichtspunkte zur Psychologie des Traumes. In ders., *GW 8* (S. 263–308). Ostfildern: Patmos.

Kemper, W. (1953/54). Die Gegenübertragung. *Psyche*, *7*(10), 593–626.

Kemper, W. (1977). *Der Traum und seine Be-Deutung*. München: Kindler.

König, K. & Lindner W.-V. (1991). *Psychoanalytische Gruppenpsychotherapie*. Göttingen: Vandenhoeck & Ruprecht.

König, K. (1996). *Abwehrmechanismen*. Göttingen: Vandenhoeck & Ruprecht.

Kohut, H. (1974). *Narzissmus*. Frankfurt a.M.: Suhrkamp.

Koppel, G.T. (1985). *Träumen und Traumdeutung*. Göttingen/Zürich: Vandenhoeck & Ruprecht.

Kroeger, M. (1973). *Themenzentrierte Seelsorge. Über die Kombination klientenzentrierter und themenzentrierter Arbeit nach Carl R. Rogers und Ruth C. Cohn in der Theologie*. Stuttgart: Kohlhammer.

Le Bon, G. (2008). *Psychologie der Massen*. Stuttgart: Kröner.

Löhmer, C. & Standhardt, R. (Hrsg.). (1992). *TZI – Pädagogisch-therapeutische Gruppenarbeit nach Ruth C. Cohn*. Stuttgart: Klett-Cotta.

Maeder, A. (1949). *Selbsterhaltung und Selbstheilung*. Zürich: Rascher.

Mahler, M. & Furer, M. (1972). *Symbiose und Individuation*. Stuttgart: Klett-Cotta.

Mahler, S.M., Pine, F. & Bergmann, A. (1999). *Die psychische Geburt des Menschen. Symbiose und Individuation*. Frankfurt a.M.: Fischer.

Mertens, W. (1981). *Psychoanalyse*. Stuttgart/Berlin/Köln/Mainz: Kohlhammer.

Racker, H. (1978). *Übertragung und Gegenübertragung*. München/Basel: Ernst Reinhardt.

Reiser, H. (2009). Pädagogische Grundlagen. In M. Schneider-Landolf, J. Spielmann & W. Zitterbarth (Hrsg.), *Handbuch Themenzentrierte Interaktion (TZI)* (S. 43–47). Göttingen: Vandenhoeck & Ruprecht.

Riemann, F. (1989). *Grundformen der Angst*. München/Basel: Ernst Reinhardt.

Rubner, A. (2001). Über die Wechselwirkung zwischen der Rolle des Einzelnen, der Gegenübertragung des Leiters und dem Prozess der Gruppe. In K. Hahn, C. Wagner, K. Schütz & M. Schraut (Hrsg.), *Kompetente LeiterInnen – Beiträge zum Leitungsverständnis in der TZI* (S. 63–79). Mainz: Grünewald.

Rubner, A. (2002). Wiederholung, Übertragung, Über-Holung in der Themenzentrierten Interaktion. *Themenzentrierte Interaktion, 16*(1), 59–69.

Rubner, A. (2009). Psychoanalytische Grundlagen. In M. Schneider-Landolf, J. Spielmann & W. Zitterbarth (Hrsg.), *Handbuch Themenzentrierte Interaktion (TZI)* (S. 33–37). Göttingen: Vandenhoeck & Ruprecht.

Rubner, A. (2012). Ruth Cohn zum 100. Geburtstag – ihr Leben und ihr Werk. *Psychotherapeutenjournal, 11*(1), 4–9.

Rubner, A. (2014). Zur Position und (Dys-)Funktion der Omegarolle. *Themenzentrierte Interaktion, 28*(1), 63–64.

Rubner, A. & Rubner, E. (1982). *Das zurückgebliebene Kind und das analytische Psychodrama*. Berlin: Marhold.

Rubner, A. & Rubner, E. (1991). Entwicklungsphasen einer Gruppe. *Themenzentrierte Interaktion, 5*(2), 34–48.

Rubner, A. & Rubner, E. (1992). Die Entwicklungsphasen einer Gruppe – Grundkonflikte, Einstellungen dem Leiter gegenüber und Leiterinterventionen. In C. Löhmer & R. Standhardt (Hrsg.), *TZI – Pädagogisch-therapeutische Gruppenarbeit nach Ruth C. Cohn* (S. 230–251). Stuttgart: Klett-Cotta.

Rubner, A. & Rubner, E. (2001). Nicht jede Gruppe ist ein Team. Wann und wodurch wird eine Gruppe zum Team? In H. Klingenberg & B. Krecan-Kirchbichler (Hrsg.), *Alles wird gut* (S. 78–89). Ensdorf: Don Bosco.

Rubner, A. & Rubner, E. (2007). Zur Traumarbeit in TZI-Gruppen. In W. Lotz & C. Wagner (Hrsg.), *TZI in der Beratung und in therapeutischen Prozessen* (S. 200–213). Mainz: Grünewald.

Rubner, A. & Rubner, E. (2010). Entwicklung in Gruppen – Zur Diskussion unseres Phasenmodells. *Themenzentrierte Interaktion, 24*(1), 84–92.

Rubner A. & Rubner E. (2015). Das WIR lässt sich nicht programmieren. *Themenzentrierte Interaktion, 29*(1), 71–77.

Rubner, E. (Hrsg.). (1992). *Störungen als Beitrag zum Gruppengeschehen. Zum Verständnis des Störungspostulats der TZI in Gruppen*. Mainz: Grünewald.

Rubner, E. (2009). Themen formulieren und einführen. *Themenzentrierte Interaktion, 23*(2), 80–89.

Rubner, E. (2011). Themenzentrierte Interaktion (TZI). In *Fachlexikon der Sozialen Arbeit* (S. 903–904). Baden-Baden: Nomos.

Rubner, E. (2014). Ehrfurcht und Respekt in der Haltung der TZI. Rücksicht – Übersicht – Umsicht – Nachsicht – Vorsicht. *Themenzentrierte Interaktion, 28*(2), 20–31.

Rubner, P. (2005). *Themenzentrierte Interaktion als Beitrag zum Leitungsverständnis in der Erlebnispädagogik*. Nürnberg: Evangelische Fachhochschule.

Rubner, P. (2008). Das System der TZI – Das 3 x 4 Faktorenmodell. *Themenzentrierte Interaktion, 22*(2), 86–94.

Schindler, R. (1957). Grundprinzipien der Psychodynamik der Gruppe. *Psyche 11*(5), 308–314.

Schindler, R. (1968). Dynamische Prozesse in der Gruppenpsychotherapie. *Gruppenpsychotherapie und Gruppendynamik, 2*, 9–21.

Schindler, R. (1971). Die Soziodynamik der therapeutischen Gruppe. In A. Heigl-Evers (Hrsg.), *Psychoanalyse und Gruppe* (S. 21–32). Göttingen: Vandenhoeck & Ruprecht.

Schindler, R. (1973). Das Verhältnis von Soziometrie und Rangordnungsdynamik. In A. Heigl-Evers (Hrsg.), *Gruppendynamik* (S. 30–36). Göttingen: Vandenhoeck & Ruprecht.

Schneider-Landolf, M., Spielmann, J. & Zitterbarth, W. (Hrsg.). (2009). *Handbuch Themenzentrierte Interaktion (TZI)*. Göttingen: Vandenhoeck & Ruprecht.

Sperber, W. (2009). Struktur – Prozess – Vertrauen. In M. Schneider-Landolf, I. Spielmann & W. Zitterbarth (Hrsg.), *Handbuch Themenzentrierte Interaktion (TZI)* (S. 176–182). Göttingen: Vandenhoeck & Ruprecht.

Stollberg, D. (2009). Jüdisch-christliche Einflüsse. In M. Schneider-Landolf, J. Spielmann & W. Zitterbarth (Hrsg.), *Handbuch Themenzentrierte Interaktion (TZI)* (S. 54–58). Göttingen: Vandenhoeck & Ruprecht.

Sullivan, H. S. (1947). *Conception of modern psychiatry*. New York: Norton.

Yalom, I. D. (1989). *Theorie und Praxis der Gruppenpsychotherapie*. München: Pfeiffer.

Zitterbarth, W. (2009). TZI und Philosophie. In M. Schneider-Landolf, J. Spielmann & W. Zitterbarth (Hrsg.), *Handbuch der Themenzentrierten Interaktion (TZI)* (S. 43–47). Göttingen: Vandenhoeck & Ruprecht.

Tilmann Moser

Klinisches Notizbuch

Psychotherapeutische Fallgeschichten

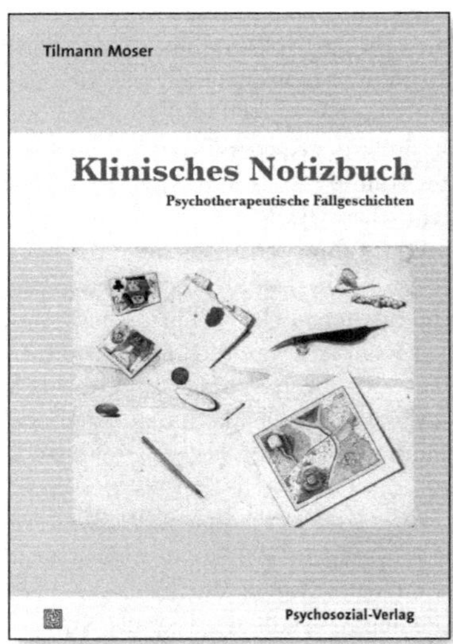

August 2015 · 345 Seiten · Broschur
ISBN 978-3-8379-2486-2

In den meisten Biografien gibt es eine Grundmaserung, eine starke oder schwache Lebenslinie, die unserer biologischen Ausrüstung entspricht und an der sich ein Mensch lebenslänglich abarbeitet. Doch wie schwer darf das eigene Päckchen werden, das jeder zu tragen hat?

In Philosophie, Theologie, Psychologie, Politik und sogar Wirtschaftswissenschaft wird der Mensch heute kaum noch als Ganzes wahrgenommen. Überall geht es um Teilaspekte, Teilidentitäten, Einzelthemen, Fragmente oder lose zusammengehaltene Persönlichkeitsanteile, die je nachdem, was in einer gesellschaftlichen Situation gebraucht oder abgefragt wird, zur Wirkung kommen. Geübte TherapeutInnen vermögen, stellvertretend für ihre bereits resignierten PatientInnen, die zerstreuten Anteile in der Vision einer wiederzugewinnenden Ganzheit zusammenzubringen.

Tilmann Moser berichtet im vorliegenden Buch – eine Bilanz aus seiner analytisch-körpertherapeutischen Praxis – von herausragenden Erfahrungen, die seine Arbeitsweise maßgeblich beeinflusst haben und durch die er psychoanalytisches Neuland betreten hat. Das *Klinische Notizbuch* dokumentiert, wie Psychoanalyse kreativ durch körpertherapeutische und gestalttherapeutische Verfahren bereichert und unterstützt werden kann.

Walltorstr. 10 · 35390 Gießen · Tel. 0641-969978-18 · Fax 0641-969978-19
bestellung@psychosozial-verlag.de · www.psychosozial-verlag.de

Anthony W. Bateman, Peter Fonagy (Hg.)

Handbuch Mentalisieren

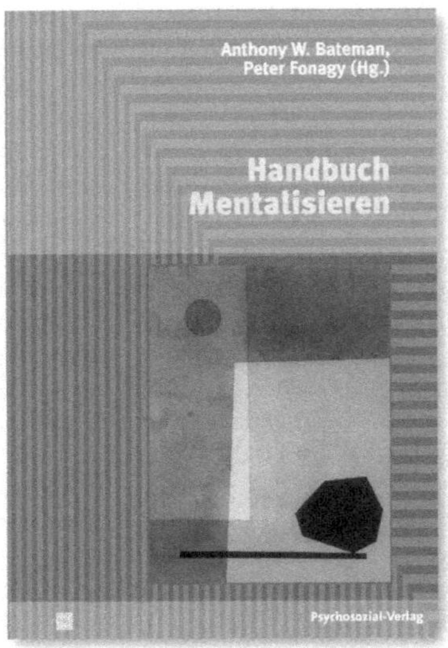

2015 · 641 Seiten · Hardcover
ISBN 978-3-8379-2283-7

»Mit diesem Meisterstück bieten uns Bateman und Fonagy einen brillanten, enorm hilfreichen Leitfaden […], der schon jetzt als Klassiker für Anfänger und erfahrene Praktiker gelten kann.«

Arietta Slade, Ph.D., Professorin für Klinische Psychologie, New York

Mentalisieren bezeichnet die menschliche Fähigkeit, mentale Zustände wie Gedanken und Gefühle im eigenen Selbst und im anderen zu verstehen. Inzwischen hat sich die Mentalisierungstheorie als entwicklungspsychologisches und klinisch erfolgreiches Konzept etabliert. Die renommierten AutorInnen fassen das Mentalisieren als einen grundlegenden psychischen Prozess und erweitern seinen Anwendungsbereich auf verschiedene therapeutische Settings und eine Vielzahl unterschiedlicher Störungsbilder.

Im ersten Teil des Handbuchs wird die mentalisierungsbasierte Arbeit in der psychodynamischen Psychotherapie detailliert dargestellt. Der zweite Teil stellt effektive Behandlungstechniken vor, die auf die mentalisierende psychotherapeutische Bearbeitung schwerer Störungen zugeschnitten sind. Mit diesem Handbuch liegt nun die bislang umfassendste und systematischste Darstellung des Mentalisierungskonzepts und seiner klinischen Anwendung vor.